校企合作公共服务类专业精品教材

实用急救技术

主审　冯向侃
主编　王能善　李　蕾　刘红芳

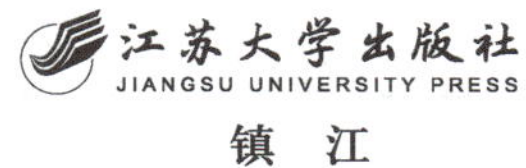

镇　江

内容提要

本书共包括5个项目，分别介绍心搏骤停急救技术、外伤基本急救技术、常见意外伤害急救技术、常见急危重症急救技术和特殊人群常见急救技术。本书适应现代家政服务职业化建设的需求，通过理论学习和实践操作相结合的方式，提升学生在家庭和社区服务中的急救技能，培养学生的急救意识及救死扶伤的人道主义精神，为从事家政服务、养老护理等相关职业打下坚实的基础。

本书语言通俗易懂，内容简明扼要，结构层次清晰，且体例新颖，集科学性、系统性、实用性于一体，适合作为各职业院校现代家政服务与管理、智慧健康养老服务与管理等相关专业的教材。

图书在版编目（CIP）数据

实用急救技术 / 王能善，李蕾，刘红芳主编.
镇江 ： 江苏大学出版社，2025. 3. -- ISBN 978-7-5684-2466-0

Ⅰ. R459.7

中国国家版本馆CIP数据核字第2025PE9419号

实用急救技术
Shiyong Jijiu Jishu

主　　编 / 王能善　李　蕾　刘红芳
责任编辑 / 王　晶
出版发行 / 江苏大学出版社
地　　址 / 江苏省镇江市京口区学府路301号（邮编：212013）
电　　话 / 0511-84446464（传真）
网　　址 / http://press.ujs.edu.cn
排　　版 / 三河市悦鑫印务有限公司
印　　刷 / 三河市悦鑫印务有限公司
开　　本 / 787 mm×1 092 mm　1/16
印　　张 / 9.25
字　　数 / 214千字
版　　次 / 2025年3月第1版
印　　次 / 2025年3月第1次印刷
书　　号 / ISBN　978-7-5684-2466-0
定　　价 / 39.80元

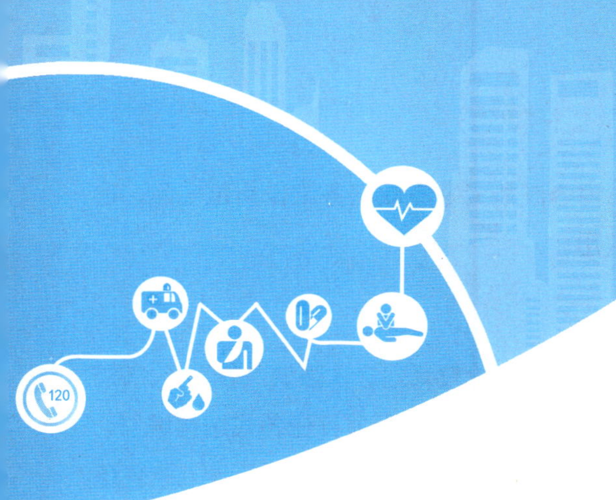

前 言

家政服务业是重要的民生行业，随着经济社会发展和人口老龄化进程加快，我国家政服务业发展规模不断扩大，已形成万亿级市场，成为服务行业重要业态之一。提高家政服务质量，已成为促进家政服务业提质扩容的迫切任务。为推动家政服务业高质量发展，人力资源社会保障部、国家发展改革委等多部门联合印发《关于加强家政服务职业化建设的意见》（以下简称《意见》）。《意见》强调，应按照相关职业（工种）国家职业标准和培训大纲，规范化开展家政服务职业技能培训，围绕急需紧缺进一步加大家政服务职业技能培训力度。同时，《意见》鼓励引导职业学校（含技工院校）加强家政服务相关专业建设，加快推进家政服务相关专业人才培养。此外，由人力资源社会保障部制定的《家政服务员国家职业技能标准（2019 年版）》明确提出，家政服务员要具备一定的安全救护常识与技能。

为了培养高水平、高素质的家政服务相关专业人才，满足相关院校在急救技能培训方面的需求，编者汇集众多家政服务行业和急救领域专家的意见，汲取国内外最新研究成果，精心策划和编写了《实用急救技术》一书。

本书主要具有以下几个特点。

1 立德树人，德技并修

党的二十大报告指出：“育人的根本在于立德。”本书积极贯彻党的二十大精神，坚定践行“立德树人，德技并修”的育人理念，在每个项目前设置“素质目标”，并在正文中穿插设置“急救家政通”“急救新视界”等模块，介绍急救和家政服务领域的最新国家政策、急救指南和专家共识，帮助学生树立“岗位就是责任，时间就是生命”的家政服务理念与急救理念，引导学生秉承家政服务的工匠精神和大爱情怀，践行青年一代的使命担当。

2 校企合作，专业引领

本书由多位家政服务专业在职教师和长期在一线工作的家政服务从业人员协作编写。在编写本书的过程中，编者严格遵循行业规范，深入探讨专业育人目标和学生的学习能力，特别强调提升学生的实际应用能力，以确保本书内容既能紧贴家政服务工作岗位实际，也能适应学生的认知水平，让学生能够真正学以致用。

3 全新理念，全新形式

为响应教育改革的要求，本书秉持“以学生为中心”的教育理念，强调“教、学、做”一体化的教学模式，并致力于创新教学内容的呈现形式。全书采用项目任务式结构编写，每个项目设置学习目标、项目检测、项目学习成果评价，每个任务按照“任务导入→任务描述→知识讲解→任务实施”的形式展开。

学习目标：分设“知识目标”“技能目标”“素质目标”，帮助学生明确学习重点，同时为学生自主学习指明方向。

任务导入：通过设置相关典型案例引出理论知识，激发学生对学习内容的兴趣，引发学生的思考和探究。

任务描述：根据任务导入的情景设置相关任务，让学生带着任务进入课程学习，激发学生的学习动机，提升学生的学习兴趣。

知识讲解：遵循“实用为主、够用为度”的原则，语言精练，重点突出。同时，文中穿插大量图、表，利用图、表的直观性和概括性协助学生理解和记忆；设置“急救便利贴”“急救知识窗”“急救互动坊”等模块，帮助学生拓展知识宽度，提升学生的课堂参与度和活跃度。

任务实施：设置任务实施活动表，先让学生回顾本任务所学理论知识，再让学生运用所学知识进行情景模拟，最后让学生思考与总结对相关知识和技能的掌握情况。

项目检测：设置填空题、单选题和简答题，考查学生对相关知识的掌握程度，帮助学生查漏补缺。

项目学习成果评价：以教师评价为主、学生评价为辅，从知识、技能和素质三方面评价学生的项目学习情况，帮助学生更好地认识自己、完善自己。

4 平台支撑，资源丰富

本书配有丰富的数字资源，读者可以借助手机或其他移动设备扫描二维码观看微课视频，也可以登录文旌综合教育平台“文旌课堂”查看和下载本书配套资源，如教学课件、课后习题答案等。读者在学习过程中有任何疑问，都可以登录该平台寻求帮助。此外，本书还提供了在线题库，支持“教学作业，一键发布”，教师只需通过微信或“文旌课堂”App扫描扉页二维码，即可迅速选题、一键发布、智能批改，并查看学生的作业分析报告，提高教学效率、提升教学体验。学生可在线完成作业，巩固所学知识，提高学习效率。

本书由冯向侃担任主审，王能善、李蕾、刘红芳担任主编。由于编者水平有限，书中如有疏漏和不妥之处诚请广大读者批评指正。

特别说明：

（1）本书在编写过程中，参考了大量文章并引用了部分资料。这些引用的资料大部分已获授权，但由于部分注明来源的资料来自网络，我们暂时无法联系到原作者。对此，我们深表歉意，并欢迎原作者随时与我们联系，我们将按规定支付稿酬。

（2）本书所选案例均来源于真实事件，但为了避免引起不必要的误会，部分人物使用了化名。

（3）本书没有注明资料来源的案例均为编者根据真实事件改编。

本书配套资源下载网址和联系方式

网址：https://www.wenjingketang.com

电话：400-117-9835

邮箱：book@wenjingketang.com

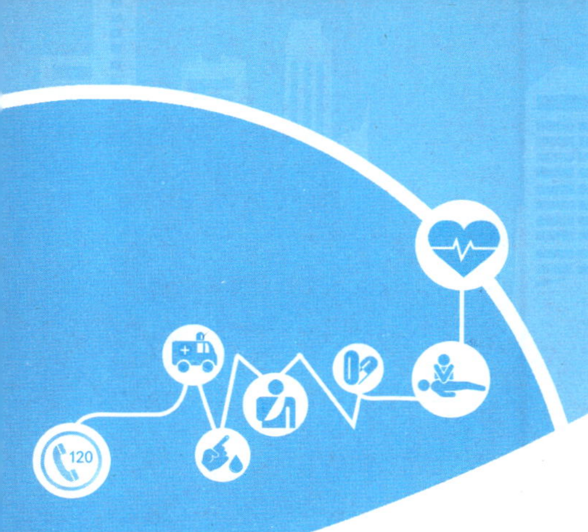

目录

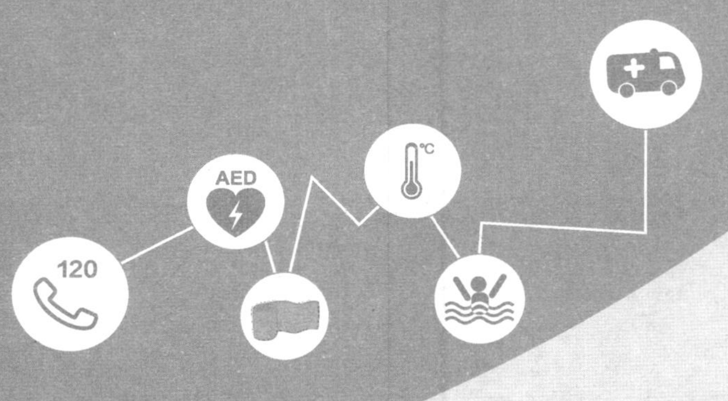

项目一

争分夺秒，守护生机
——心搏骤停急救技术

知识目标

- ☞ 掌握徒手心肺复苏的操作方法。
- ☞ 掌握电除颤的操作方法。
- ☞ 熟悉徒手心肺复苏的适用对象、开始时间，以及有效和终止的指征。
- ☞ 熟悉电除颤的注意事项。

技能目标

- ☞ 能够准确实施徒手心肺复苏。
- ☞ 能够规范使用自动体外除颤器实施电除颤。

素质目标

- ☞ 具有健康向上的服务意识，主动学习急救知识和技能，为服务对象的生命健康保驾护航。
- ☞ 培养“时间就是生命”的急救理念，强化爱护和尊重服务对象的职业观念。

任务一　掌握徒手心肺复苏

任务导入

李奶奶，75 岁，独自居住，有 10 年的心脏病史。由于李奶奶的子女工作繁忙，无暇陪伴，家政服务员小赵成为李奶奶日常生活中不可或缺的帮手。

一天下午，小赵像往常一样陪同李奶奶在公园散步。正当她们准备返回家中时，李奶奶突然感到胸口一阵剧痛，脸色也瞬间变得苍白，随后倒地不起。小赵见状，立即蹲下身来大声呼唤李奶奶，见李奶奶未有反应，小赵迅速检查了李奶奶的呼吸，发现其呼吸呈喘息状态，遂立即拨打了急救电话，并开始为李奶奶实施心肺复苏。

任务描述

如果你是小赵，请根据本任务所学知识为李奶奶实施徒手心肺复苏。

一、徒手心肺复苏的概述

心肺复苏（cardiopulmonary resuscitation，CPR）是指对呼吸、心搏骤停的急危重症者所采取的关键生命急救技术，包括胸外心脏按压（circulation，C）、开放气道（airway，A）、人工呼吸（breathing，B）、电除颤（defibrillation，D）等。其中，胸外心脏按压、开放气道、人工呼吸为徒手心肺复苏的主要内容。

急救便利贴

心搏骤停是指由心脏有效排血功能突然丧失导致的机体循环和呼吸功能停止，造成组织缺血、缺氧的临床死亡状态。

（一）徒手心肺复苏的适用对象

徒手心肺复苏适用于各种原因引起的呼吸、心搏骤停的发病者。

呼吸骤停的发生原因包括溺水、气道异物阻塞、药物使用过量、脑出血或脑梗死、心肌梗死、严重创伤、严重电击伤等。呼吸停止后，心脏、大脑及其他脏器仍可以得到数分

钟的氧气供应，此时若保证气道开放，并及时进行人工呼吸，就可以挽救生命。

心搏骤停的发生原因包括心源性因素和非心源性因素两类。心源性因素包括冠心病、心肌病和心律失常等，非心源性因素包括溺水、电击、一氧化碳中毒、各种类型的休克、药物中毒和过敏等。

（二）徒手心肺复苏的开始时间

发生呼吸、心搏骤停后，若发病者得不到及时的抢救，4～6 min 后，其脑细胞便会发生不可逆的损害；10 min 后，脑细胞基本死亡。因此，为挽救发病者的生命，避免其脑细胞死亡，家政服务员应在其呼吸、心搏骤停 4～6 min 内开始心肺复苏，且越早开始，复苏的成功率越高，而每延误 1 min，成功率会下降 10%，如图 1-1 所示。

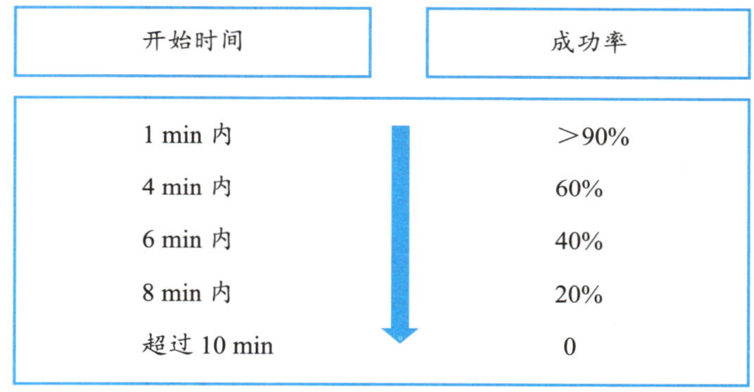

开始时间	成功率
1 min 内	＞90%
4 min 内	60%
6 min 内	40%
8 min 内	20%
超过 10 min	0

图 1-1　徒手心肺复苏的开始时间与成功率的关系

二、徒手心肺复苏的操作方法

（一）评估、判断及呼救

（1）家政服务员应先评估现场环境，确保周边环境对发病者和自身是安全的，如图 1-2 所示。若发病者周围存在危险因素，可在不威胁自身安全的情况下，将其转移至安全地带。

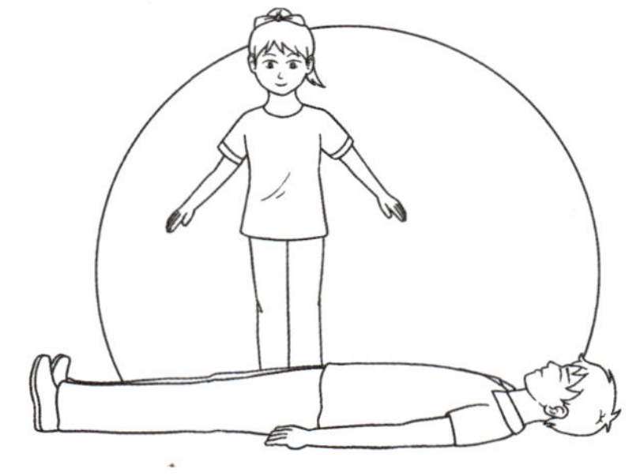

图 1-2　确认周边环境是否安全

（2）家政服务员应迅速、准确地判断发病者的意识和呼吸。家政服务员应双手轻拍发病者的双肩，凑近其耳边大声呼喊："喂！您还好吗？"，同时仔细观察其有无应答反应及肢体活动，如图 1-3 所示。当确定发病者无意识、无反应、呼吸异常（呼吸停止、过缓或喘息）时，应立即呼救并开始实施徒手心肺复苏。

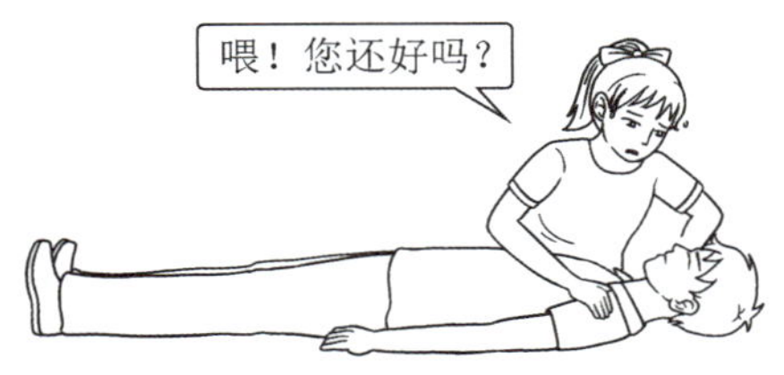

图 1-3　大声呼喊

急救便利贴

若急救现场只有家政服务员一人，应边拨打急救电话（可打开免提功能）边对发病者实施心肺复苏；若急救现场有多人，应立即寻求他人帮助，可请他人帮助拨打急救电话，也可寻求会急救技术的人一起施救。有条件时，可请他人就近取来自动体外除颤器（automated external defibrillator，AED），尽快对发病者实施电除颤。

（二）摆放复苏体位

在实施徒手心肺复苏之前，家政服务员应确保发病者处于复苏体位，即仰卧于平地上或垫硬板于其肩背下（头下不能垫东西），如图 1-4 所示。

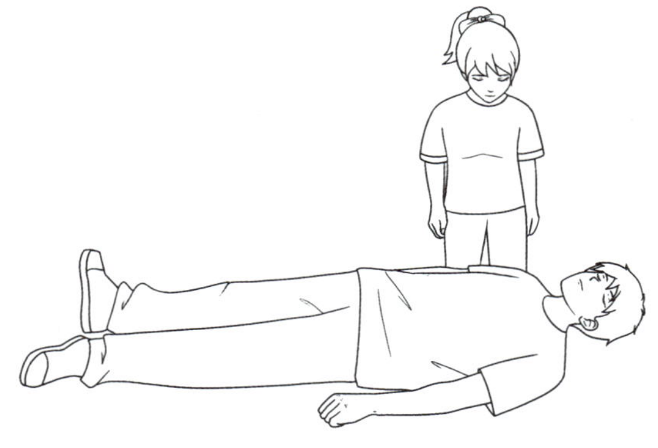

图 1-4　复苏体位

若发病者是俯卧位或其他不宜施救体位，家政服务员应按以下步骤为发病者采取复苏体位：

（1）在发病者一侧将其双上肢向头部方向伸直，如图 1-5（a）所示。

（2）将发病者对侧的小腿放在同侧小腿上，呈交叉状，如图 1-5（b）所示。

（3）用一只手托住发病者的后头颈部，将另一只手置于其对侧腋下，如图 1-5（c）所示。

（4）将发病者的整个身体向自己这一侧翻转，如图 1-5（d）所示。

（5）将发病者的双上肢放回身体两侧，如图 1-5（e）所示。

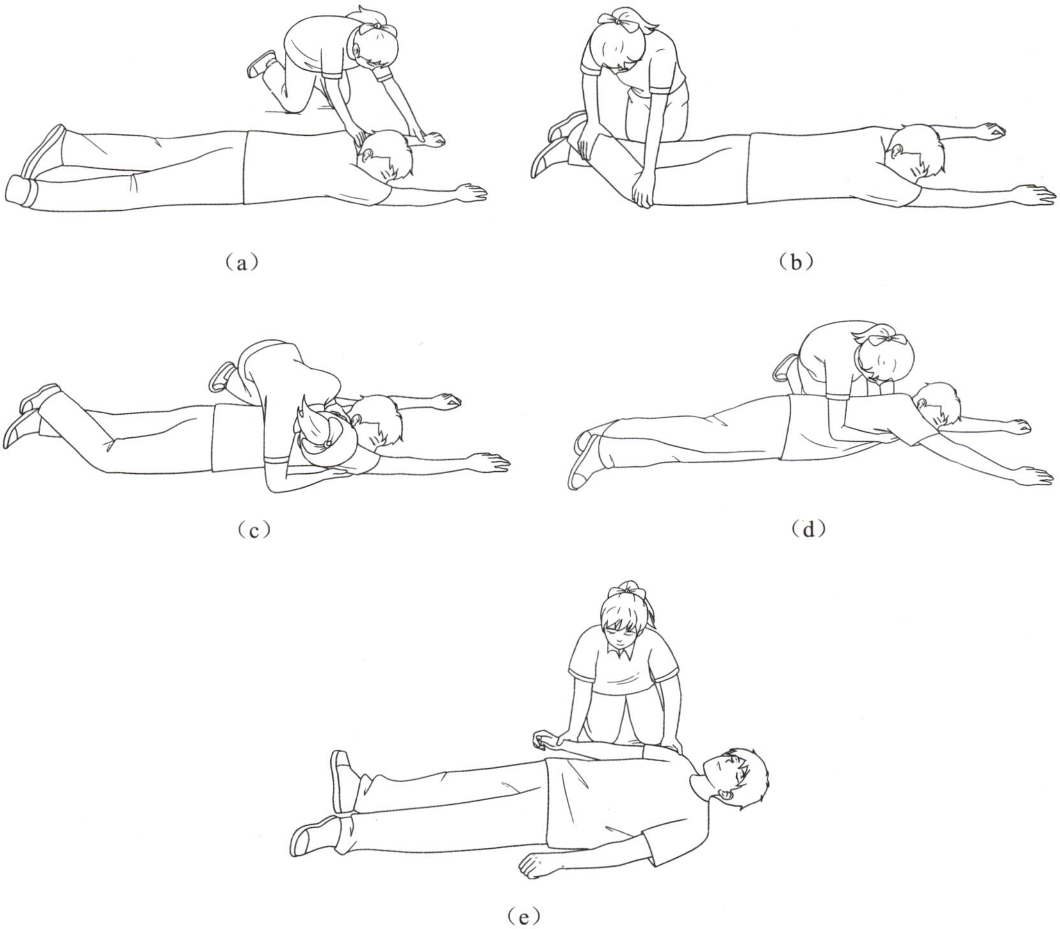

（a）

（b）

（c）

（d）

（e）

图 1-5　摆放复苏体位

值得注意的是，对有颈部创伤或怀疑有颈部损伤的发病者，家政服务员为其翻转身体时应一手放在其颈后方、一手扶住其肩部，以防其颈部损伤进一步加重，如图 1-6 所示。

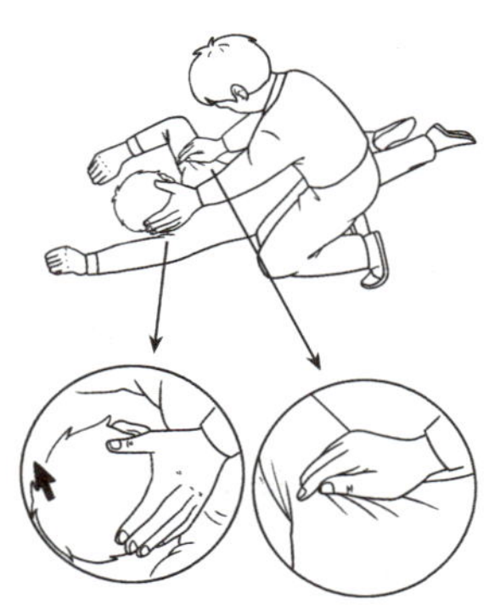

图 1-6　防止颈部损伤加重的身体翻转方法

急救便利贴

（1）为发病者翻转身体时，必须使其整个身体同时翻转，避免其身体发生扭曲，进而造成脊柱损伤。

（2）摆放体位的方法和时间要根据具体情况而定，不可耽误太多时间，以免降低发病者的生存率。

（三）实施胸外心脏按压

置发病者于复苏体位后，按照“C—A—B”（即“胸外心脏按压—开放气道—人工呼吸”）的顺序展开急救。其中，胸外心脏按压是徒手心肺复苏最重要的环节，能够帮助人体重建血液循环，其具体操作方法如下。

胸外心脏按压的操作方法

1. 按压前准备

按压前充分暴露发病者的胸前区，并松解其裤带。

2. 确定按压部位

（1）两乳头连线法

两乳头连线与前正中线的交点处即为按压部位，如图 1-7 所示。

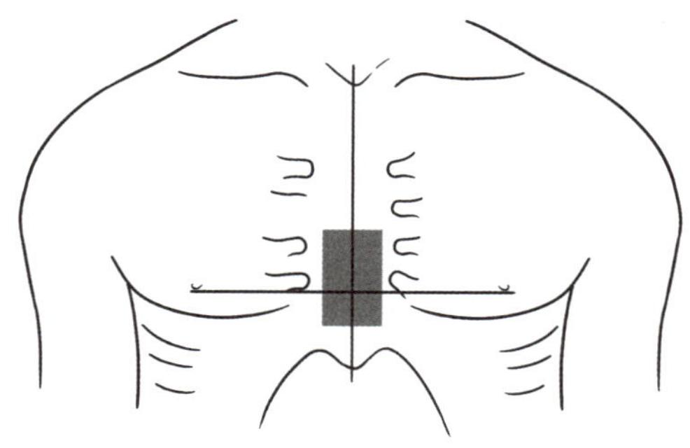

图 1-7 两乳头连线法定按压部位

（2）滑行法

由于发病者体形肥胖、乳头下垂等而难以准确判断乳头位置时，家政服务员可以采用滑行法确定按压部位：用一只手的食指和中指（两指并拢）沿着发病者的一侧肋弓（第八至十对肋骨不直接与胸骨相连，而是借助肋软骨与上位肋软骨连接，因而形成弓状结构）向上滑行至两侧肋弓交界处，将另一只手的掌根部紧贴着第一只手的食指平放，使掌根部的横轴与胸骨长轴重合，掌根部所在位置即为按压部位，如图 1-8 所示。

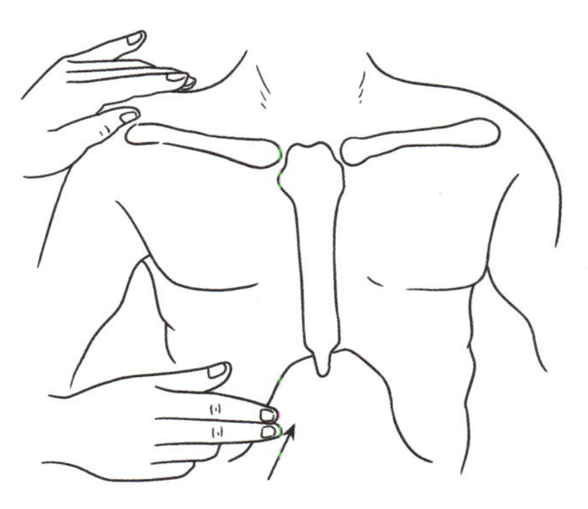

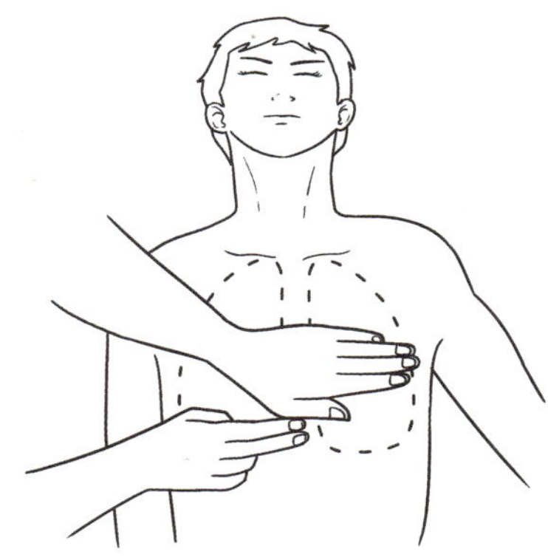

图 1-8　滑行法定按压部位

3．确定按压动作

家政服务员将一只手的掌根部置于按压部位，另一只手的掌根部叠放在上面，十指相扣（“扣”），手指翘起不接触胸壁（“翘”）；身体以髋关节为支点稍前倾，双臂伸直（“直”），如图 1-9 所示。

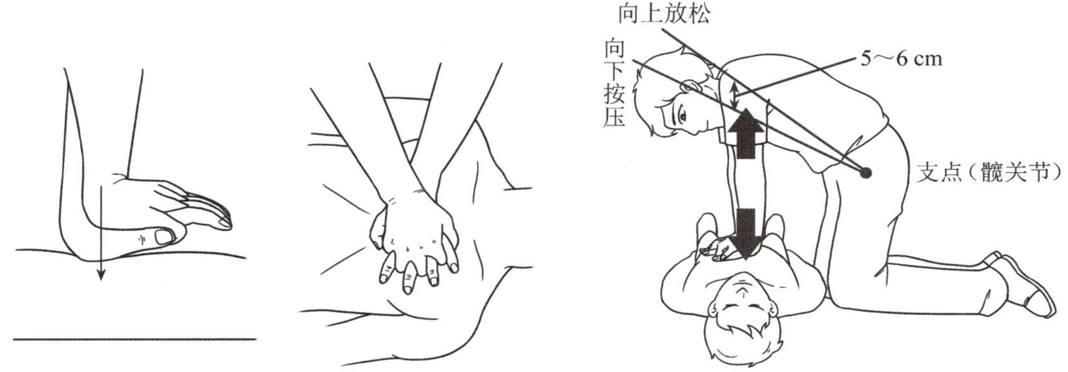

图 1-9　胸外心脏按压动作

4．实施按压

家政服务员借助双臂和身体的重量垂直向下用力、有节奏地按压，按压深度为 5～6 cm。每次按压后，应待胸廓完全回弹后再次按压，如此连续按压 30 次（之后做 2 次人工呼吸，此为 1 个循环）。一般来说，按压与放松的时间比为 1∶1，按压频率为 100～120 次/min。操作时要注意发病者的反应，若出现呻吟、活动等，应立即停止按压。

急救便利贴

（1）按压时，仅将手的掌根部贴在胸骨上，手指不能压在胸壁上，以免引起肋骨骨折。

（2）按压部位要准确，错位按压易造成其他损伤。

（3）按压应平稳、规律，用力要均匀、适度。

（4）按压后放松时，手的掌根部不能离开胸部按压部位，以免下次按压时发生错位而引起骨折。

（5）放松时，不可对发病者的胸壁施加任何压力。

（6）每做 5 个循环检查一次发病者的呼吸、脉搏情况，以判断按压效果。

（四）清除异物

家政服务员应检查发病者的口腔及气道内是否有明显的异物，如呕吐物、脱落的牙齿等，若有异物，应迅速将其取出。若发病者没有脊柱损伤，可将其头部偏向一侧，以方便清理。

（五）开放气道

确保气道通畅是心肺复苏成功的关键。发病者在呼吸、心搏骤停后会出现全身肌肉松弛，口腔内的舌肌可因松弛后坠而导致气道阻塞，如图 1-10（a）所示。家政服务员应确保发病者气道开放，如图 1-10（b）所示。

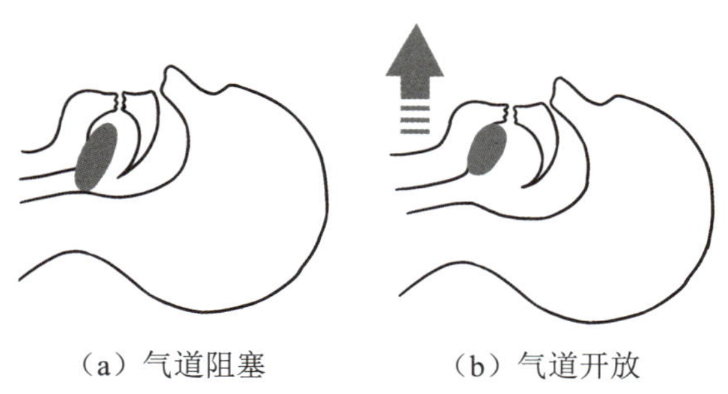

（a）气道阻塞　　（b）气道开放

图 1-10　气道阻塞与气道开放示意图

开放气道的方法大致有三种，分别为仰头提颏法、仰头抬颈法和双手托颌法。

1. 仰头提颏法

家政服务员一手放在发病者的前额上，用手掌尺侧（靠近小拇指一侧）用力向后下方压，使其头后仰；另一手的中指和食指放在下颌骨处，将颏（下巴）向上提起，如图 1-11

所示。需要注意的是，勿用力压迫下颌部软组织，以免造成气道梗阻；对疑似颈椎骨折的发病者，禁止使用此种方法。

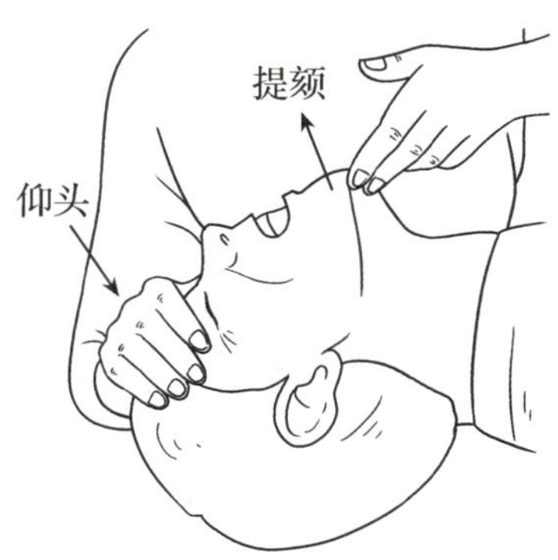

图 1-11　仰头提颏法

2．仰头抬颈法

家政服务员一手放在发病者的颈后将其颈部上抬，另一手向后下方按压前额，使头后仰、颈部抬起，如图 1-12 所示。需要注意的是，对有头颈部外伤的发病者，禁止使用此种方法。

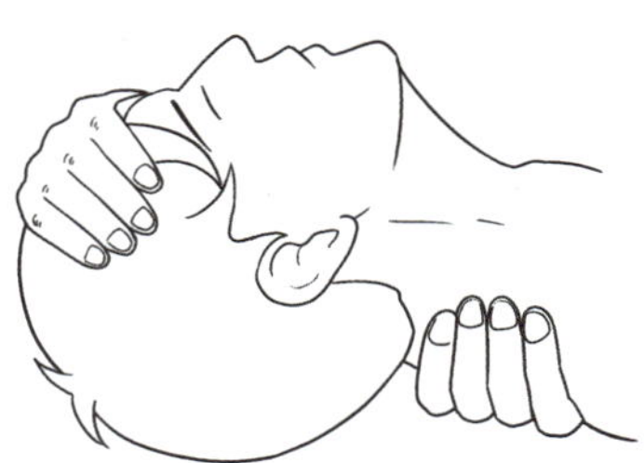

图 1-12　仰头抬颈法

3．双手托颌法

怀疑发病者有颈椎损伤时，家政服务员应采用双手托颌法开放气道。具体方法如下：首先，两手分别放在发病者头部的两侧，肘部支撑在发病者所躺的平面上；其次，两手握紧其下颌角，用力向上托起下颌。若发病者双唇紧闭，可用拇指将其口唇分开，如图 1-13 所示。

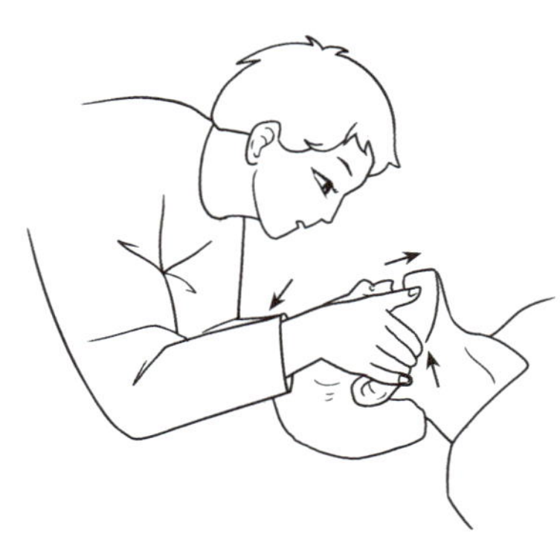

图 1-13　双手托颌法

（六）实施人工呼吸

若为发病者开放气道后，仍无法观察到其自主呼吸，应立即对其进行人工呼吸。常用的人工呼吸的方法有口对口人工呼吸、口对鼻人工呼吸等。其中，口对口人工呼吸是最常用、最快速有效的方法。

1. 口对口人工呼吸

（1）家政服务员一手托起发病者的后颈部，使其头后仰、口张开（“托”），另一手置于其额部，并用拇指和食指捏紧其鼻孔（“捏”）；用口唇封住发病者的口部后吹气（“吹”），吹气的同时用眼睛的余光观察发病者的胸廓是否隆起（“看”），如图 1-14（a）所示。

（2）一次吹气完毕后，松开捏紧的鼻孔（“松”），移开口唇（“移”），让发病者被动呼气，观察其胸廓下沉情况（“观”），如图 1-14（b）所示。

（3）重复上述步骤，进行第二次人工呼吸。

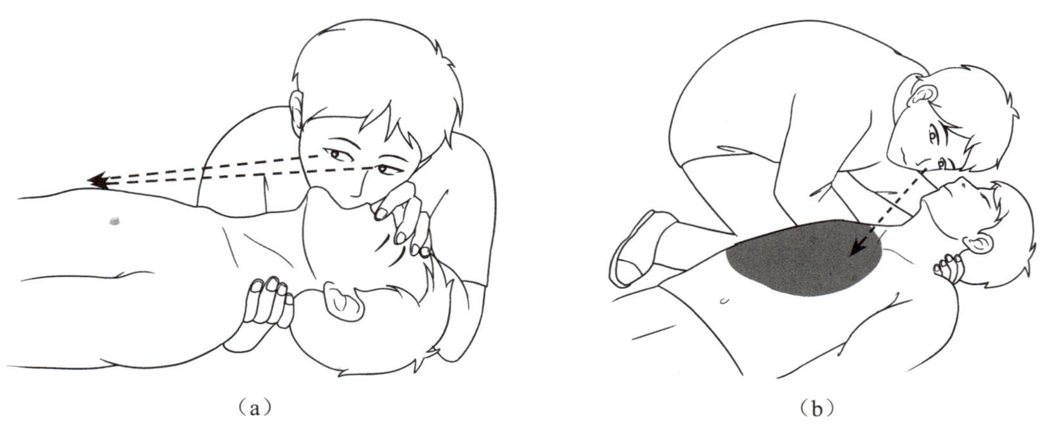

图 1-14　口对口人工呼吸

2. 口对鼻人工呼吸

口对鼻人工呼吸适用于牙关紧闭、有口唇创伤等无法实施口对口人工呼吸的发病者。具体方法如下：首先，一手托起发病者的后颈部使其头后仰，另一手提起其下颌使其口唇合拢；其次，用口唇包住发病者的鼻孔后用力吹气，吹气的同时用眼睛的余光观察发病者的胸廓是否隆起，如图 1-15 所示。

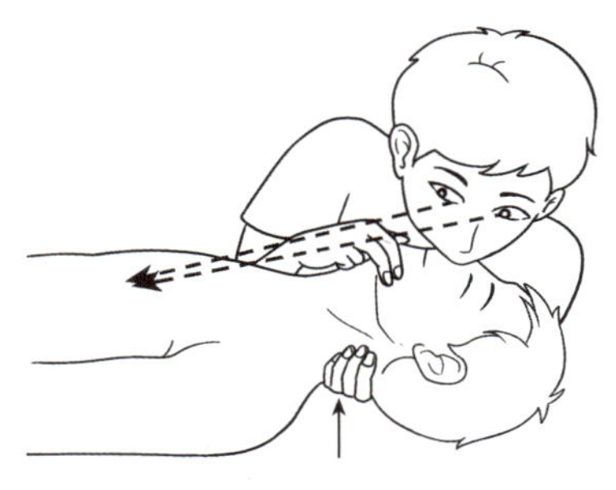

图 1-15　口对鼻人工呼吸

急救便利贴

（1）人工呼吸一定要在开放气道的前提下进行，否则气体不能进入肺内。

（2）避免急速吹入过量气体，以免吹气过猛、过多，使气体进入胃内而发生胃胀气；但吹气量也不宜过少，否则会导致通气不足。

（3）为防止交叉感染，可在发病者的口或鼻上覆盖一层纱布；条件允许时，最好为其使用面罩。

急救知识窗

成人、儿童、婴儿徒手心肺复苏标准对比

儿童、婴儿的徒手心肺复苏标准与成人基本相同，但也有特殊之处，如表 1-1 所示。

表 1-1　成人、儿童、婴儿心肺复苏标准对比

项目	成人	儿童	婴儿
判断意识	轻拍双肩、呼喊		拍打足底
检查呼吸	呼吸停止、过缓或喘息		
心肺复苏流程	C—A—B	C—A—B 或 A—B—C（儿童和婴儿心搏骤停多由窒息导致，此时通气更为重要）	

续表

项目		成人	儿童	婴儿
胸外心脏按压	按压部位	两乳头连线的中点		胸部正中，两乳头连线中点的下方（见图 1-16）
	按压方法	双手掌根重叠按压	单手掌根（见图 1-17）或双手掌根重叠按压	二指垂直按压（单人实施，见图 1-18）或双拇指环抱按压（双人实施，见图 1-19）
	按压深度	5～6 cm	约 5 cm	约 4 cm
	按压频率	100～120 次/min		
开放气道		头部后仰 90°	头部后仰 60°	头部后仰 30°
人工呼吸	吹气方式	口对口或口对鼻		口对口鼻（见图 1-20）
	吹气量	胸廓略隆起		
	能否省略	无能力或为防止感染等不愿进行人工呼吸时，可只进行胸外心脏按压	不建议省略	
按压通气比		30∶2	30∶2（单人实施）或 15∶2（双人实施）	

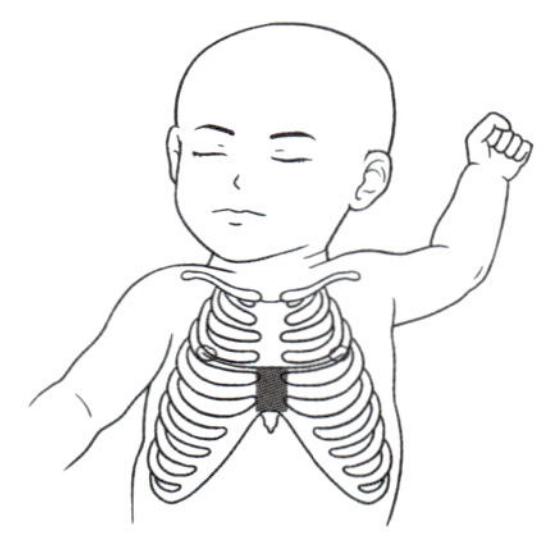

图 1-16　婴儿胸外心脏按压部位

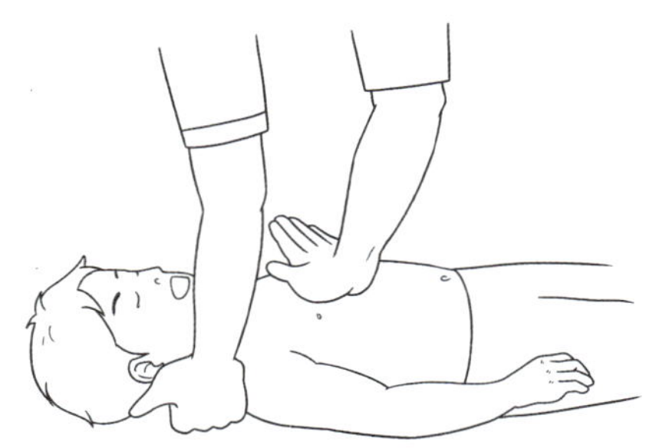

图 1-17　儿童单掌按压法

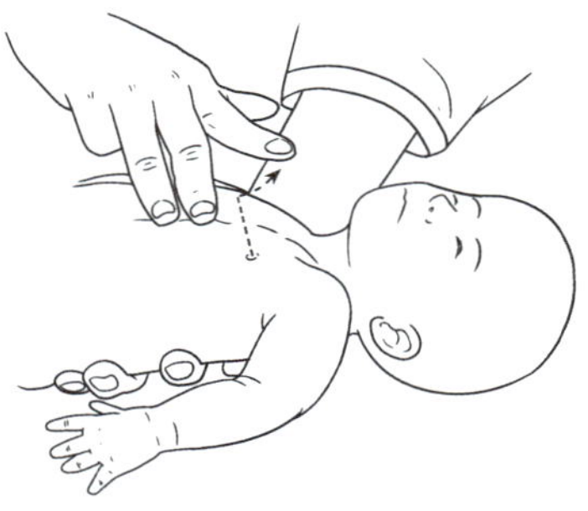

图 1-18　婴儿二指垂直按压法

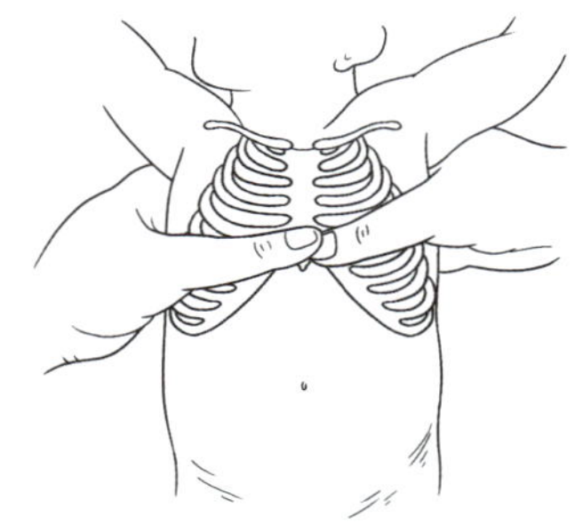

图 1-19　婴儿双拇指环抱按压法

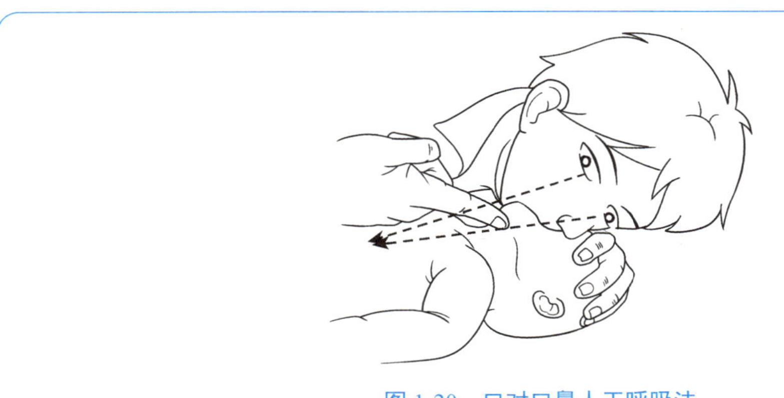

图 1-20　口对口鼻人工呼吸法

三、徒手心肺复苏有效和终止的指征

（一）徒手心肺复苏有效的指征

（1）瞳孔：若由散大到正常，并出现对光反射，说明复苏有效；若散大、固定，说明复苏无效。

（2）面色（口唇）：若由青紫变为红润，说明复苏有效；若变为灰白，说明复苏无效。

（3）神志：若出现眼球活动、睫毛反射、手脚抽动，说明复苏有效；若无上述表现，说明复苏无效。

（4）自主呼吸：若出现自主呼吸，说明复苏有效。需要注意的是，发病者出现自主呼吸并不意味着可以停止实施人工呼吸，若其自主呼吸微弱且不稳定，仍应坚持实施人工呼吸。

（二）徒手心肺复苏终止的指征

现场徒手心肺复苏应持续不断地进行，不可轻易停止，除非发病者出现以下情况，否则不应考虑终止心肺复苏：

（1）发病者已恢复自主呼吸和心跳。

（2）心肺复苏持续进行 30 min 以上，发病者仍无反应、无自主呼吸。

（3）由他人接替抢救工作，或有医务人员到场承担心肺复苏工作。

（4）医务人员现场确定发病者已经死亡。

急救家政通

救护培训新突破，走进巾帼家政驿站

2024 年 7 月，青岛市即墨区红十字会于爱之蔓巾帼家政驿站开展了应急救护培训活动，为 40 余名月嫂、育婴师等家政从业人员进行急救理论与实操培训，旨在提高家政从业人员的应急处理能力，教会他们如何有效应对工作中的紧急情况。

急救培训师以理论结合实操的形式，深入、细致、全面地为学员传授了专业化的急救知识和技巧，使学员得以全身心投入急救培训的过程中，积极与老师交流互动，现场的学习氛围十分热烈。

培训结束后，学员们纷纷表示此次学习活动不仅提升了自身在家政服务领域的综合素质和职业技能，也增强了在家政人才市场的竞争力，获益匪浅。下一步，区红十字会将持续推进应急救护培训活动，以提高急救技能在家政从业人员中的普及度，实现紧急救护培训全方位、全领域开展。

资料来源：青岛市红十字会，《救护培训新突破，走进巾帼家政驿站》，青岛市红十字会官网，2024 年 7 月 31 日，有改动

任务实施

结合本任务所学知识，根据表 1-2 完成任务实施。

表 1-2　任务实施活动表

类别	任务描述
理论回顾	回顾徒手心肺复苏的适用对象、开始时间、操作方法，以及有效和终止的指征
模拟操作	（1）学生自由分组，每组 6～8 人 （2）根据任务导入的情景，组员扮演家政服务员小赵，借用假人，为李奶奶实施徒手心肺复苏 （3）情景模拟的内容至少包括以下方面：① 小赵评估、判断李奶奶的情况并呼救；② 摆放复苏体位；③ 实施胸外心脏按压；④ 清除异物；⑤ 开放气道；⑥ 实施人工呼吸 （4）其余组员仔细观看，并提出点评意见
思考总结	根据点评意见，总结模拟操作的不足之处，并做出改正
	总结本任务学习中遇到的难题及其解决方法
	总结本任务的学习收获与感受

任务二　掌握电除颤

任务导入

正当小赵不遗余力地为李奶奶实施徒手心肺复苏时，一位热心的路人带着一台AED匆匆赶来。他告诉小赵，目睹李奶奶倒下后，他立刻想起附近商场配备有AED。小赵感激地接过AED，准备按照设备的语音提示，立即为李奶奶实施电除颤。

任务描述

如果你是小赵，请根据本任务所学知识为李奶奶实施电除颤。

一、电除颤的概述

心搏骤停最常见的原因是心室颤动，简称“室颤”，这是一种严重的致死性心律失常。在室颤发作时，心的泵血功能会受到严重影响，导致心室无法正常泵出血液。若不及时干预矫正，这种心律失常将会迅速引发脑部损伤甚至危及生命，且每延误 1 min，发病者的生存率就可降低 7%～10%。

治疗室颤最有效的方法是电除颤。电除颤是指将一定强度的电流作用于心脏，使室颤得到消除的方法，可依靠 AED（见图 1-21）来完成。AED 是一种便携、易于操作、专为急救设计，有内置电脑可分析和确定发病者是否需要给予电除颤，并可在发病者需要时自动给予电除颤的急救设备。电除颤能使心肺复苏的成功率提高几倍至几十倍，因此当急救现场有 AED 时，应优先给予电除颤。

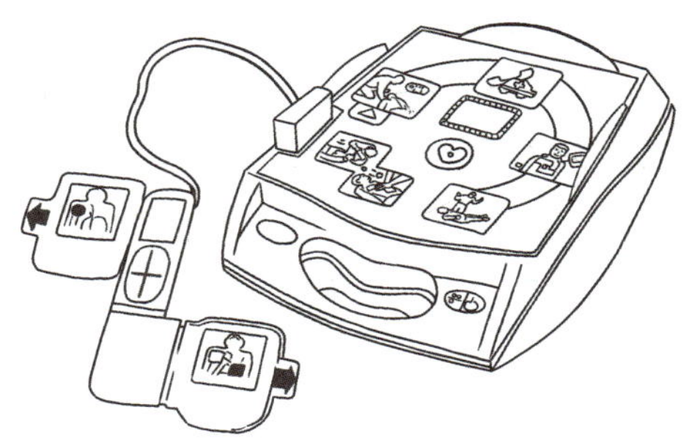

图 1-21　AED（自动体外除颤器）

急救便利贴

（1）对呼吸、心搏骤停发生时间<1 min 的发病者，家政服务员应立即为其实施徒手心肺复苏，并尽快取得 AED。一旦取得 AED，应立即停止徒手心肺复苏，优先给予电除颤，除颤结束后，再继续实施徒手心肺复苏。

（2）对呼吸、心搏骤停发生时间>4 min 的发病者，家政服务员应先为其实施 5 个循环的徒手心肺复苏，然后再给予电除颤。除颤结束后，应继续实施 5 个循环的徒手心肺复苏，之后检查生命体征，根据需要决定是否再次给予电除颤。

二、电除颤的操作方法

（1）将 AED 放置在发病者身边，为其脱去（或解开）上衣，并保证其胸部干燥、无遮挡。

电除颤的操作方法

（2）按下 AED 的“开关”键，根据图像和语音提示操作。

（3）从 AED 中取出电极片，根据 AED 的语音提示和电极片上的图示，将电极片贴在发病者胸部皮肤的适当位置。两块电极片通常分别贴在右胸上部和左乳头外侧，如图 1-22（a）所示。

（4）根据 AED 的语音提示将电极片的插头插到闪灯旁的插孔内，如图 1-22（b）所示。

（5）根据 AED 的语音提示按下“分析”键，AED 将开始分析心律（有些型号的 AED 在插入电极片插头后会自动开始分析心律，并发出语音提示）。需要注意的是，即使是轻微的接触也有可能影响 AED 的分析，故在此过程中绝对不能触碰发病者，如图 1-22（c）所示。

（6）心律分析完毕后，AED 会发出是否进行除颤的建议（若发病者的心律不正常，AED 会自动开始充电，为下一步电击做准备；若发病者的心律正常，AED 不会自动充电）。当有除颤指征时，不要与发病者接触，同时告诉身边的其他人远离发病者，确认周边环境安全后按下“电击”键除颤，如图 1-22（d）所示。

（7）电除颤结束后，立即实施 5 个循环的徒手心肺复苏，然后再次分析心律、评估、电除颤、徒手心肺复苏，如此反复操作至专业救援人员到来，或发病者开始有呼吸、能移动或有反应。

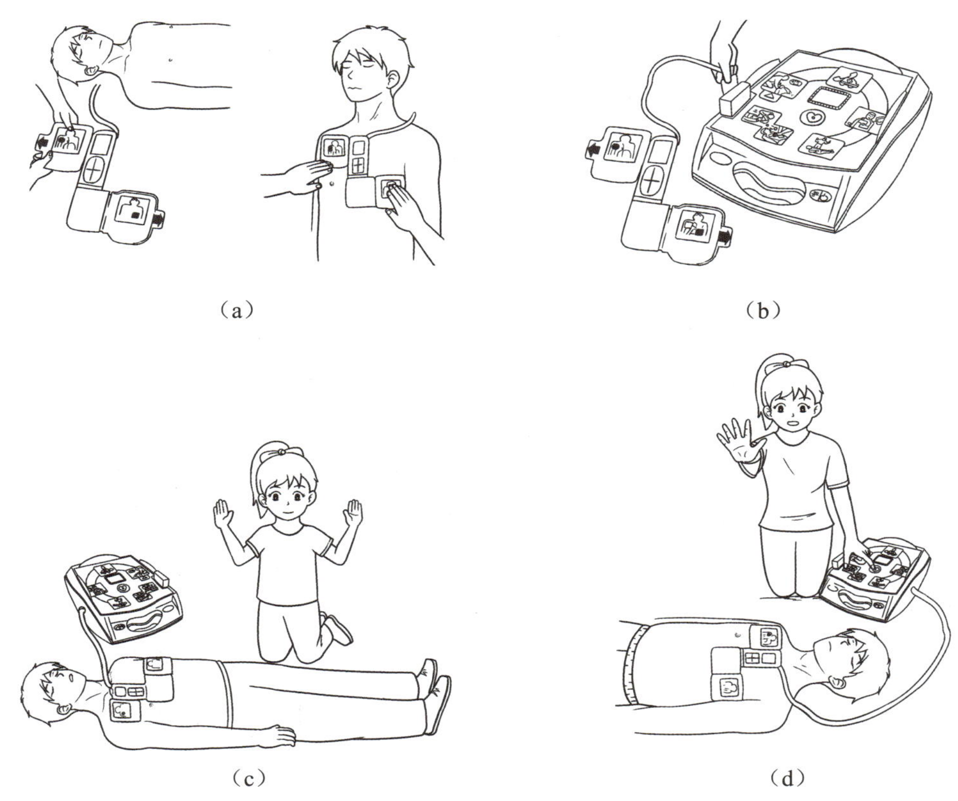

（a）　（b）　（c）　（d）

图 1-22　AED 的操作方法

三、电除颤的注意事项

（1）若发病者的胸口有水渍、汗渍，必须先擦干皮肤，再贴电极片，以免电流通过皮肤表面的水渍或汗渍分散至皮肤，而无法到达心脏。

（2）电极片必须贴在皮肤上，不能贴在贴身衣物、膏药上，更不能贴在金属制品上。若发病者胸毛浓密致使电极片无法贴在皮肤上，则需要先快速剃去胸毛。

（3）若误将两块电极片贴反，不要试图更换，以免浪费时间，可继续进行下一步操作。

（4）若发病者已经恢复心跳，可将其安置为稳定侧卧位，但不要关掉 AED 或拿开电极片，应等待专业救援人员前来处理。

（5）对于带有心脏起搏器或有植入式心律转复除颤器的发病者，一样可以使用 AED，只要确保电极贴片与起搏器植入口之间有一定距离即可。

（6）在使用 AED 实施电除颤前后，应保证中断胸外按压的时间不超过 10 s。

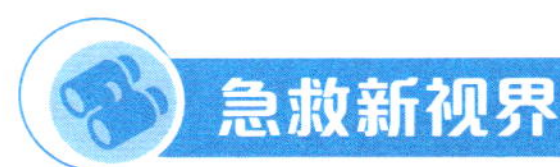

急救新视界

配备“救命神器”，助力健康中国

截至 2024 年 5 月 16 日，红十字会系统已累计在全国重点场所配备 6.4 万余台 AED，这是现任中国医院协会副会长毛群安在“爱卫新征程，健康中国行”主题活动（溧阳站）上介绍的。

据毛群安介绍，近年来，随着工业化、城镇化、老龄化进程加剧，生态环境及人们的生活方式发生变化，高血压、脑卒中、冠心病等慢性病已成为影响我国居民健康的重要疾病，应急救护工作也成为居民全生命周期健康保障的重要组成部分。

AED 是一种便携、易操作的心脏急救设备，被誉为“救命神器”。《健康中国行动（2019—2030 年）》明确提出，完善公共场所急救设施、设备的配备标准，在学校、机关、企事业单位、机场、车站、港口客运站、大型商场和电影院等人员密集场所配备急救药品、器材和设施，配备 AED。

毛群安表示，各地要充分发挥爱国卫生运动的组织优势、群众优势，加强部门联动，动员社会各方力量，进一步推动在客运航班、客运列车、学校、景区等人员密集场所配备急救设备；广泛开展急救知识培训，促进应急救护知识和技能的进一步普及。

资料来源：高海英，《红十字会系统已累计在全国重点场所配备 6.4 万余台 AED》，中国政府网，2024 年 5 月 17 日，有改动

任务实施

结合本任务所学知识，根据表 1-3 完成任务实施。

表 1-3　任务实施活动表

类别	任务描述
理论回顾	回顾室颤的危害，电除颤的定义、操作方法和注意事项
模拟操作	（1）学生自由分组，每组 6～8 人 （2）根据任务导入的情景，组员扮演家政服务员小赵，借用假人，按照正确步骤使用 AED 为李奶奶实施电除颤 （3）其余组员仔细观看，并提出点评意见
思考总结	根据点评意见，总结模拟操作的不足之处，并做出改正
	总结本任务学习中遇到的难题及其解决方法
	总结本任务的学习收获与感受

项目检测

一、填空题

1．置发病者于复苏体位后，按照“________—________—________”的顺序实施徒手心肺复苏。

2．开放气道的方法大致有三种，分别为________、________、________。

3．为挽救发病者生命，避免其脑细胞死亡，应在其呼吸、心搏骤停________min 内开始心肺复苏。

二、单选题

1．对需要实施心肺复苏的发病者，应为其采取的体位是（　　）。

A．仰卧位　　B．侧卧位　　C．俯卧位　　D．半卧位

2．徒手心肺复苏的首要环节是（　　）。

A．开放气道　　B．评估、判断及呼救

C．摆放复苏体位　　D．实施胸外心脏按压

3．对成人实施胸外心脏按压时，正确的按压部位是（　　）。

A．两乳头连线中点的上方　　B．两乳头连线中点的下方

C．两乳头连线与前正中线的交点处　　D．左乳头的右方

4．实施胸外心脏按压的频率是（　　）。

A．90～120 次/min　　B．100～120 次/min

C．100～130 次/min　　D．90～130 次/min

5．对于口对口人工呼吸，正确的操作顺序是（　　）。

A．“托”“捏”“吹”“看”“松”“移”“观”

B．“托”“捏”“吹”“移”“看”“松”“观”

C．“看”“托”“捏”“吹”“松”“移”“观”

D．“看”“托”“捏”“吹”“松”“观”“移”

三、简答题

1．简述徒手心肺复苏有效和终止的指征。

2．简述电除颤的注意事项。

项目学习成果评价

结合自身的学习情况，按照表 1-4 中的评价标准对本项目的学习成果进行自评，并请任课教师进行评价。

表 1-4　项目学习成果评价表

<table>
<tr><td>班级</td><td colspan="2"></td><td>组号</td><td></td><td>日期</td><td></td></tr>
<tr><td>姓名</td><td colspan="2"></td><td>学号</td><td></td><td>任课教师</td><td></td></tr>
<tr><td>项目名称</td><td colspan="6">争分夺秒，守护生机——心搏骤停急救技术</td></tr>
<tr><td rowspan="2">评价项目</td><td rowspan="2" colspan="3">评价标准</td><td rowspan="2">分值</td><td colspan="2">评分</td></tr>
<tr><td>自评分</td><td>师评分</td></tr>
<tr><td rowspan="4">知识</td><td colspan="3">掌握徒手心肺复苏的操作方法</td><td>20</td><td></td><td></td></tr>
<tr><td colspan="3">掌握电除颤的操作方法</td><td>15</td><td></td><td></td></tr>
<tr><td colspan="3">熟悉徒手心肺复苏的适用对象、开始时间以及有效和终止的指征</td><td>10</td><td></td><td></td></tr>
<tr><td colspan="3">熟悉电除颤的定义和注意事项</td><td>5</td><td></td><td></td></tr>
<tr><td rowspan="2">技能</td><td colspan="3">能够准确、熟练地实施徒手心肺复苏</td><td>20</td><td></td><td></td></tr>
<tr><td colspan="3">能够规范使用 AED 进行电除颤</td><td>10</td><td></td><td></td></tr>
<tr><td rowspan="2">素质</td><td colspan="3">具有团队意识，能够与小组成员通力合作，高效完成小组任务</td><td>10</td><td></td><td></td></tr>
<tr><td colspan="3">具有临危不乱、直面困难、迎难而上的急救精神和对家政服务对象的博爱精神</td><td>10</td><td></td><td></td></tr>
<tr><td colspan="4">合计</td><td>100</td><td></td><td></td></tr>
<tr><td colspan="4">总分（自评分×40%＋师评分×60%）</td><td colspan="3"></td></tr>
<tr><td>自我评价</td><td colspan="6"></td></tr>
<tr><td>教师评价</td><td colspan="6"></td></tr>
</table>

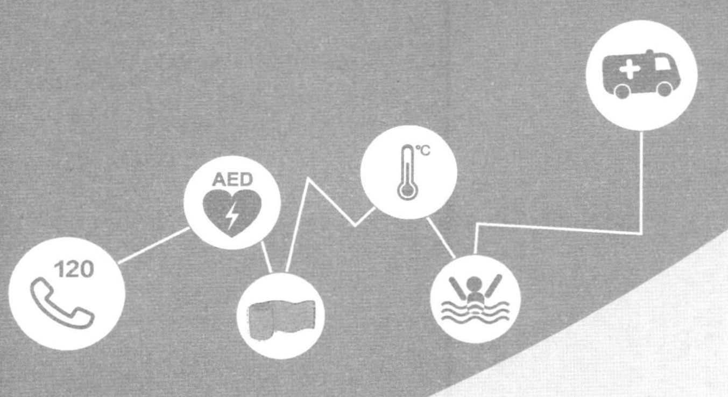

项目二

练"救"技能，缓解伤痛——外伤基本急救技术

知识目标

☞ 掌握止血术、包扎术、固定术和搬运术常用的操作方法。
☞ 熟悉包扎原则、固定原则和搬运原则，止血术、包扎术、固定术和搬运术的注意事项。
☞ 了解常用止血方法、包扎方法、固定方法和搬运方法的适用对象。

技能目标

☞ 能够快速、准确地判断伤者的受伤情况，并选择最适宜的急救方法。
☞ 能够娴熟、规范、快速地实施外伤基本急救方法。

素质目标

☞ 培养临危不惧、从容应对的应变能力和心理素质。
☞ 具有守护伤者安全的职业意识，提高对家政服务员的职业认同感。

任务一　掌握止血术

任务导入

这天，家政服务员小王像往常一样来到 70 岁的刘爷爷家中，进行日常家政服务工作。当小王正在书房整理书架时，突然，他听到了另一个房间里传来的摔倒声。小王立刻放下手中的书，迅速跑到刘爷爷所在的房间，只见刘爷爷摔倒在地，动弹不得，头部和手肘处流血不止，周围有散落的玻璃碎片和一把歪倒的椅子。见状，小王立即拨打了急救电话，并迅速取来急救箱，为刘爷爷采取紧急止血措施。

任务描述

请根据本任务所学知识选择合适的止血方法，为刘爷爷的伤口止血。

一、止血术的概述

（一）外伤出血的分类

根据发生部位的不同，外伤出血可分为外出血和内出血。外出血是指血液从伤口流出体外，内出血是指血液进入器官、组织或体腔。外出血容易被发现，而内出血很难被发觉，当出现严重外伤时，人体可能同时存在内出血和外出血。本任务主要讲述外出血常用的止血方法。

（二）出血的类型及特点

出血的类型包括动脉出血、静脉出血和毛细血管出血三种，各类型的出血特点如表 2-1 所示。

表 2-1　出血的类型及特点

出血类型	出血状态	出血颜色	出血量	紧急程度
动脉出血	速度快，呈喷射状	鲜红	多	需尽快控制
静脉出血	速度稍缓慢，呈涌出状	暗红	较多	需尽快控制，且较动脉出血易控制
毛细血管出血	速度慢，呈点状渗出，并逐渐融合成片	鲜红	少	可自行凝固

急救便利贴

出血量和出血速度是威胁生命的关键因素。在短时间内，当出血量达到 800 mL 时，伤者可能出现面色、口唇苍白，皮肤出冷汗，手足冰冷、无力，呼吸急促，脉搏快而微弱等休克症状；当出血量达到 1 000 mL 时，伤者的生命便会受到威胁。因此，遇到大出血时应立即止血。

（三）常用的止血材料

常用的止血材料有无菌敷料、绷带、三角巾、创可贴、止血带等。若没有上述材料，可就地取材，如干净的毛巾、衣物、手帕等，但禁止使用电线、铁丝、尼龙绳等代替止血带。

二、常用的止血方法

（一）直接压迫止血法

直接压迫止血法是现场急救中应用机会最多、最易掌握、最快捷、最有效的即刻止血法，可用于大部分外出血的止血（伤处有异物时禁用）。

操作方法：首先，快速检查伤者伤口内有无异物，若有表浅的小异物可将其取出；其次，用干净的纱布或软布覆盖伤口，用手持续用力压迫，如图 2-1 所示。需要注意的是，若敷料被血液浸透，不要更换，应再取干净的敷料覆盖在原有敷料上，继续压迫止血，直至专业救护人员到来。

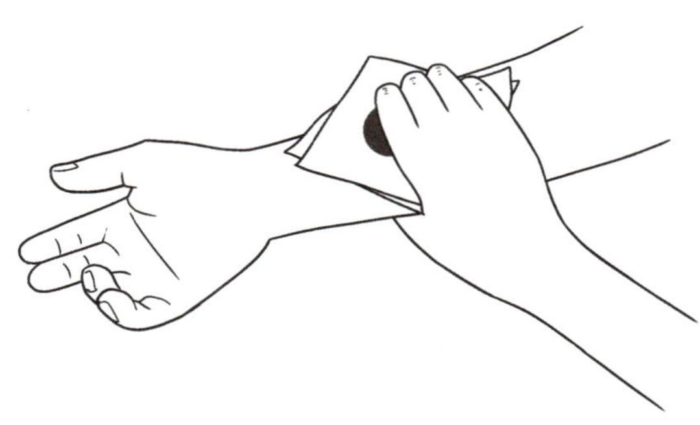

图 2-1　直接压迫止血法

怎样进行加压包扎止血

（二）加压包扎止血法

加压包扎止血法是常用且有效的一种止血方法，适用于各种伤口。

操作方法：首先，将无菌敷料或干净的毛巾、其他布料等覆盖在伤口上（覆盖面积要超过伤口周边至少 3 cm），如图 2-2（a）所示；其次，用绷带或三角巾加压包扎（具体方法见本任务“二、包扎术”），如图 2-2（b）所示。包扎的松紧度以能达到止血目的为宜。

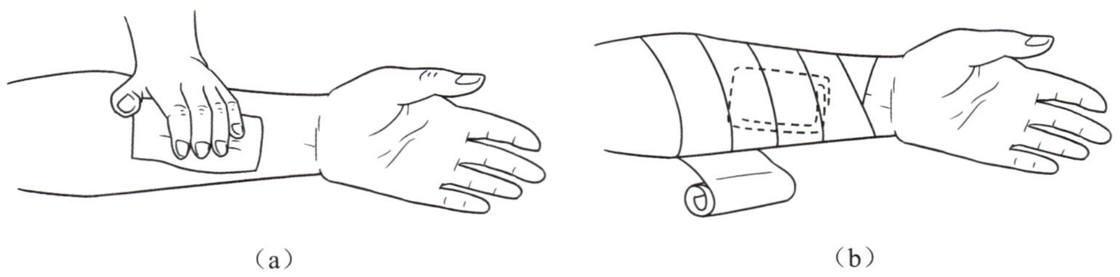

（a）　　　　（b）

图 2-2　加压包扎止血法

（三）止血带止血法

止血带止血法一般适用于采用直接压迫或加压包扎后不能有效控制的肢体出血，以及客观因素导致不能采用直接压迫止血的肢体出血。止血带使用不当或使用时间过长易造成更严重的出血或远端肢体缺血、坏死，因此应慎用止血带止血法。常用的止血带止血法有以下两种。

1. 旋压式制式止血带止血法

操作方法：首先，将裤脚或袖口卷起，使其平整无褶皱，或取纱布、毛巾等软织物作为衬垫（紧急情况下也可直接使用止血带）置于伤口的上方（近心端）；其次，取出旋压式制式止血带（见图 2-3），打开自粘带，将自粘带环套于卷起的裤脚、袖口或纱布、毛巾上；再次，将自粘带穿过卡扣后拉紧，并反向粘紧（粘紧时不要盖住旋棒）；最后，转动旋棒至出血停止，将旋棒固定于锁扣内，多余自粘带继续缠绕后用固定带封闭，并在固定带上记录止血时间，如图 2-4 所示。

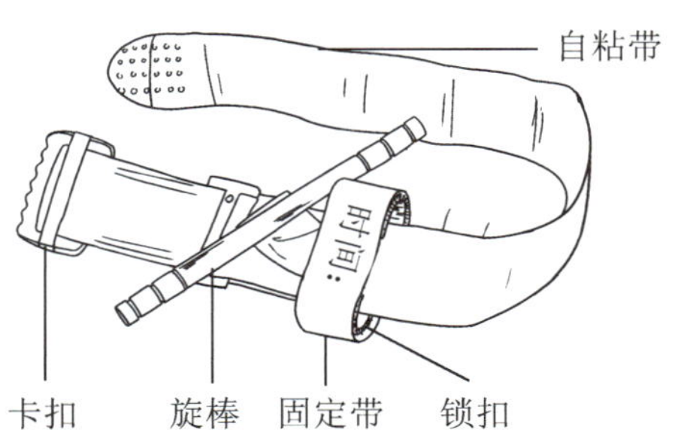

图 2-3　旋压式制式止血带

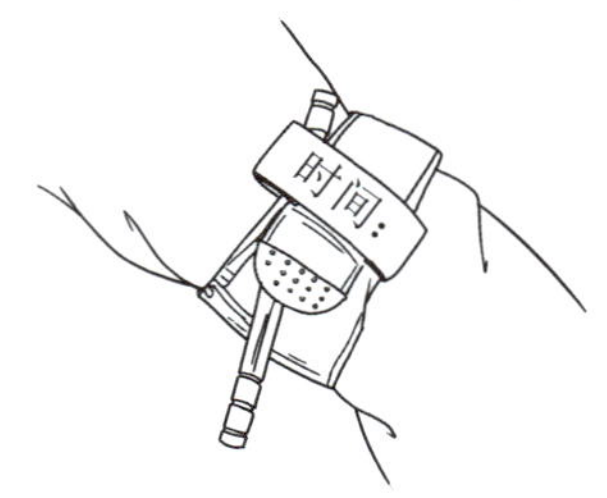

图 2-4　旋压式制式止血带止血法

2. 临时止血带止血法

在没有旋压式制式止血带的紧急情况下，可使用临时止血带（绞棒止血带）。

操作方法：首先，将衣服、床单或领带等有弹性的布料折成带状，作为衬垫环形围绕伤肢垫好；其次，用一条宽布带环绕伤肢一周，两端向前拉紧打一个活结；再次，取绞棒（如小木棍、筷子、笔等）插在活结旁的布带圈内，提起绞棒按顺时针方向绞紧，触及不到远端动脉搏动时将绞棒一端插入活结内；最后，拉紧活结固定，如图 2-5 所示。

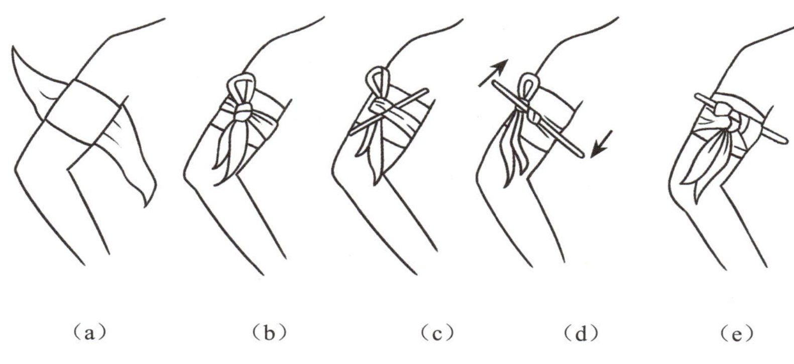

（a）　（b）　（c）　（d）　（e）

图 2-5　临时止血带止血法

急救知识窗

止血带止血法的注意事项

止血带使用不当可造成神经、软组织或肌肉的损伤，甚至危及伤者的生命，因此，家政服务员在使用止血带时应注意以下几点：

（1）禁止使用铁丝、电线、绳子等没有弹性的材料来代替止血带。需要注意的是，临床上使用的橡皮条，实际是取静脉血时使用，由于其细窄且有弹性，无法用于阻断动脉血流，因此不可将其作为止血带使用。

（2）止血带应绑扎在伤口的近心端，并尽量接近伤口。例如，上肢出血，止血带应绑扎在上臂中上 1/3 处；下肢出血，止血带应绑扎在大腿的近腹股沟处。止血带应避免置于前臂、小腿、肘关节、膝关节或被刺穿的部位。

（3）现场急救时应把握好止血带的松紧度，使止血彻底。具体来说，应以扎紧后停止出血或远端动脉搏动消失为宜（以最小的力量达到止血目的为最佳）。

（4）结扎好止血带后，在明显部位加上标记，注明结扎止血带的时间。不要在现场作不必要的停留，尽快将伤者送往有条件的医院救治。

（5）现场急救时，尽可能缩短止血带的使用时间。止血带的最长使用时间不应超过 2 h。但若由于客观因素无法到医院救治或者无替代止血办法，则在得到正规救援前不得解除止血带。一旦使用止血带，均应尽快将伤者送至医院进行正规救治。

（6）以下情况禁止松开止血带：① 预计无法对松开止血带造成的出血进行有效止血；② 使用止血带的时间已经超过 6 h；③ 伤者休克；④ 肢体离断。

（7）做好个人防护，有条件时应戴上一次性医用防护手套。

资料来源：中国医师协会急诊医师分会、中国人民解放军急救医学专业委员会、中国医师协会急诊医师分会急诊外科专业委员会，《止血带的急诊应用专家共识》，《临床急诊杂志》2020 年第 6 期，有改动

（四）填塞止血法

填塞止血法一般适用于较大而深的伤口。

操作方法：首先，将无菌纱布、敷料（现场没有这些材料时，可用干净的布料替代）轻轻塞入伤口内，将伤口填实；其次，用纱布或干净布块覆盖伤口；最后，用绷带或布条等加压包扎固定，如图 2-6 所示。

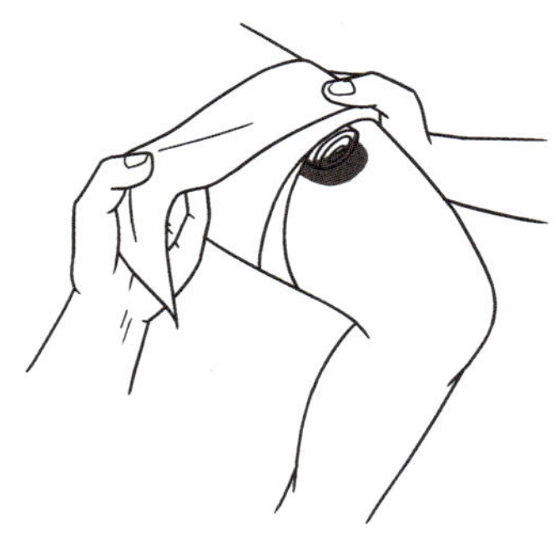

图 2-6　填塞止血法

急救便利贴

填塞止血法止血不彻底，不仅容易增加感染的风险，而且在清创取出填塞敷料时可能再次引发大出血，因此应尽快将伤者送往医院，以彻底止血。

三、止血术的注意事项

（1）止血时尽可能戴上医用手套或其他防水手套，若无手套，则可用塑料袋等作为隔离层。

（2）止血时需脱去或剪开伤者的衣服，暴露伤口，以便检查出血部位。

（3）应根据出血部位及出血量的多少，采取不同的止血方法。

（4）若伤口里嵌有异物，应在异物周围施加压力，并设法稳定异物本身，不可擅自将其从伤者体内移除。

（5）不要去除血液浸透的敷料，而应在其上方另加敷料并保持压力。

（6）对严重出血的伤者，应首先采取直接压迫止血法，而不应立即加压包扎。一旦出血得到控制，可在伤口上使用绷带（或干净的衣服、毛巾等）。若仍不能止血，可考虑使用止血带。

任务实施

结合本任务所学知识，根据表 2-2 完成任务实施。

表 2-2　任务实施活动表

类别	任务描述
理论回顾	回顾外伤出血的分类、出血的类型及特点，常用的止血材料、止血方法，以及止血术的注意事项
模拟操作	（1）学生自由分组，每组 6～8 人 （2）根据任务导入的情景，组员扮演家政服务员小王和伤者刘爷爷进行情景模拟 （3）情景模拟的内容至少包括以下方面：① 小王评估、判断刘爷爷的伤情；② 小王选择并采取正确的操作方法为刘爷爷止血 （4）其余组员仔细观看，并提出点评意见
思考总结	根据点评意见，总结模拟操作的不足之处，并做出改正
	总结本任务学习中遇到的难题及其解决方法
	总结本任务的学习收获与感受

任务二　掌握包扎术

任务导入

在等待救护车到来的过程中，小王迅速从急救箱中取出三角巾和干净的纱布，准备为刘爷爷受伤的头部和手肘部进行加压包扎，以保护伤口，减轻疼痛。

任务描述

请根据本任务所学知识选择合适的包扎方法，为刘爷爷的伤口进行包扎。

一、包扎术的概述

包扎具有压迫止血、保护伤口、预防感染、固定骨折部位和减轻疼痛等作用。

（一）包扎材料

常用的包扎材料有绷带、三角巾，以及毛巾、领带、围巾和衣服等干净且方便可用的布类。

（二）包扎原则

（1）尽可能戴医用手套或其他防水手套进行包扎，做好自我防护。

（2）包扎前应脱去或剪开衣服，暴露伤口，仔细检查伤情。

（3）包扎前应先简单清洁伤口，并覆盖无菌敷料，再进行包扎。

（4）包扎方向应从远心端向近心端，以利于血液回流。包扎四肢时，应露出指（趾）端，以便于随时观察末梢血液循环情况。

（5）包扎时要准、快、轻、牢。包扎部位要准确、严密、不遗漏；包扎动作要轻巧而迅速，以免增加伤者的疼痛和出血；包扎松紧要适宜，牢靠但不过紧，以免妨碍血液流通和压迫神经。

急救便利贴

在有出血的情况下，外伤包扎的实施必须以止血为前提。若不及时给予止血，则可造成伤者严重失血、休克，甚至危及生命。

二、常用的包扎方法

（一）绷带包扎法

绷带包扎法

绷带包扎法是一种用途最广、最方便的包扎方法。常用的绷带种类有纱布绷带、棉布绷带、弹力绷带等。绷带包扎的基本方法有环形包扎法、蛇形包扎法、螺旋形包扎法、螺旋反折包扎法、“8”字包扎法和回返包扎法等。

1．环形包扎法

环形包扎法适用于包扎粗细均匀的部位（如颈部、腕部、胸部等），以及各种绷带包扎法的起始和结束。

操作方法：首先，将绷带的一端斜放在受伤部位，并用手压住；其次，将绷带环绕肢体包扎一圈，并将斜出的一角反折过来；再次，用绷带环绕第 2 圈压住斜出的一角，并继续用绷带环绕几圈（一般 4～5 圈即可）；最后，用胶布或别针固定，如图 2-7 所示。

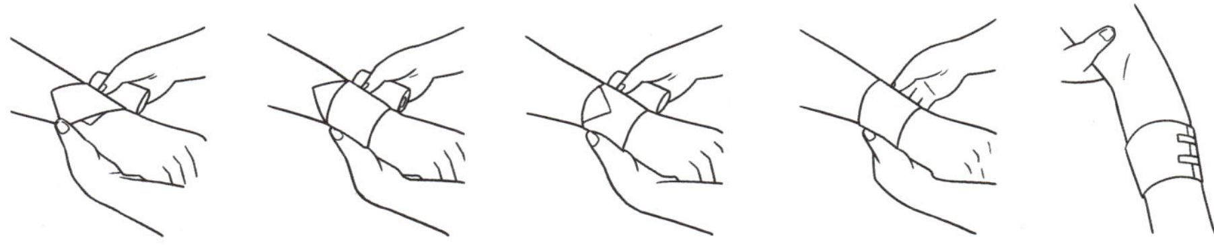

图 2-7　环形包扎法

2．蛇形包扎法

蛇形包扎法适用于固定夹板、简单固定或快速包扎（能够迅速由一处延伸至另一处）。

操作方法：首先，环形包扎两圈；其次，将绷带斜向上缠绕，相邻两段绷带的间隔宽度约为绷带的宽度，保证互不遮盖；最后，以环形包扎结束，如图 2-8 所示。

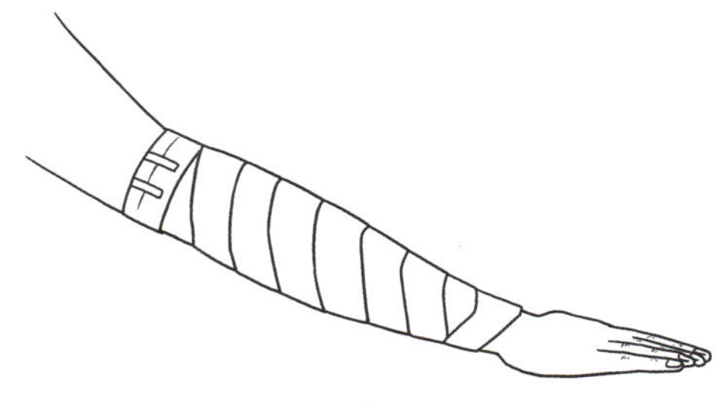

图 2-8　蛇形包扎法

3. 螺旋形包扎法

螺旋形包扎法适用于包扎粗细较为均匀的部位，如四肢、躯干等。

操作方法：首先，环形包扎两圈；其次，将绷带斜向上环形重叠缠绕，每圈绷带覆盖上一圈的 1/2～2/3；最后，以环形包扎结束，如图 2-9 所示。

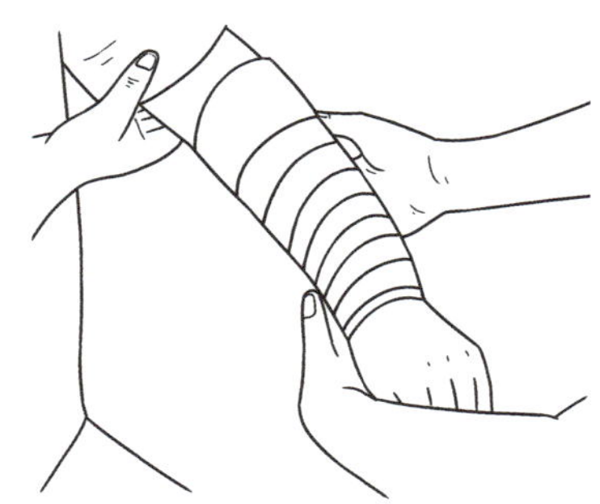

图 2-9 螺旋形包扎法

急救互动坊

请同学们两人一组，模拟受伤情景，练习使用螺旋形包扎法为对方包扎伤口。

4. 螺旋反折包扎法

螺旋反折包扎法适用于包扎上下粗细相差较大的肢体部位，如前臂、小腿等。

操作方法：与螺旋形包扎法基本相同，只是每圈螺旋向上包扎时必须向下反折一次。反折时用左手拇指压住反折处，右手将绷带反折向下拉紧缠绕肢体，最后以环形包扎结束，如图 2-10 所示。需注意：反折时，应将反折部置于同一轴线上并避开伤口或骨隆凸处。

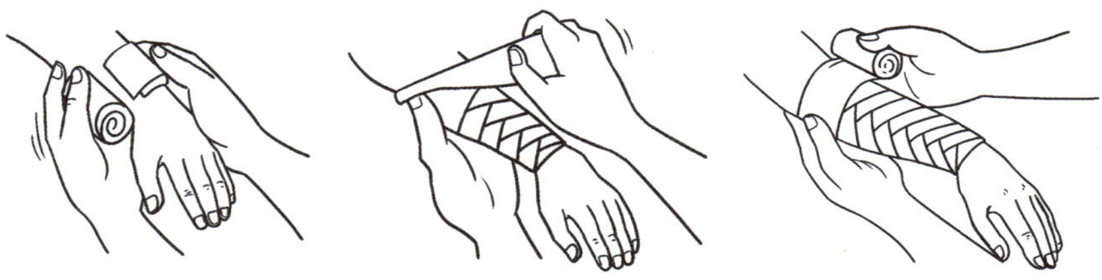

图 2-10 螺旋反折包扎法

5. “8”字包扎法

“8”字包扎法适用于包扎粗细不等的肢体部位及屈曲的关节处，如手掌、肘、膝盖、踝等。

操作方法：首先，在受伤部位的远端环形包扎两圈；其次，从上至下、从下至上地围

绕伤口往复做“8”字形缠绕，且每圈绷带覆盖上一圈的1/3～1/2；最后，以环形包扎结束，如图2-11所示。

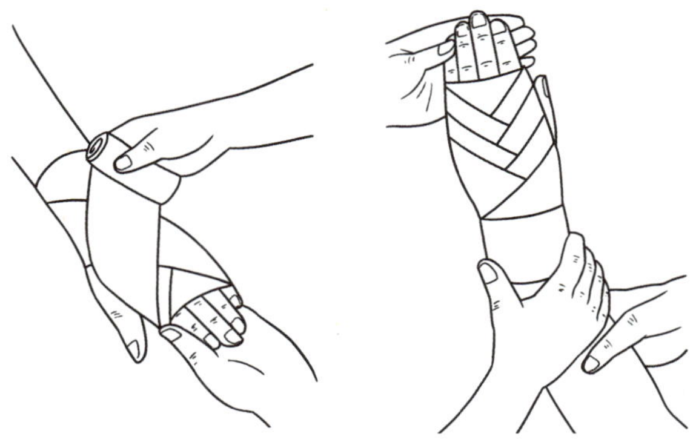

图2-11　“8”字包扎法

6．回返包扎法

回返包扎法适用于包扎头顶部、肢体末端或断肢部位。

操作方法：环形包扎两圈后向上或向下反折绷带，由助手按压住反折端，将绷带向前、向后来回反折。第一圈通常从中部开始，然后各圈一左一右交替包扎，每一来回均覆盖前一圈的1/3～1/2，直至将伤口全部包住，最后再做环形包扎将反折处压住固定，如图2-12所示。

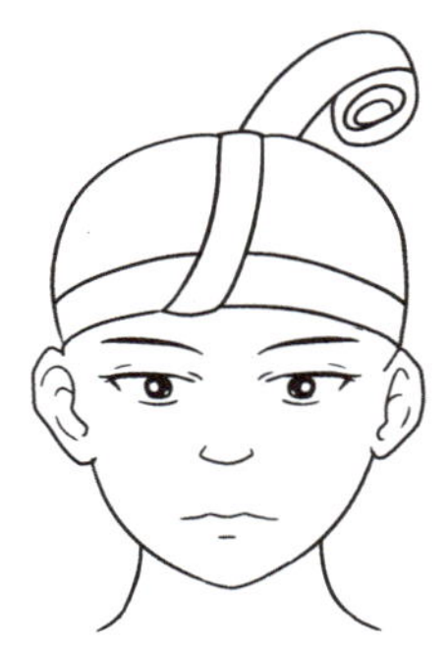

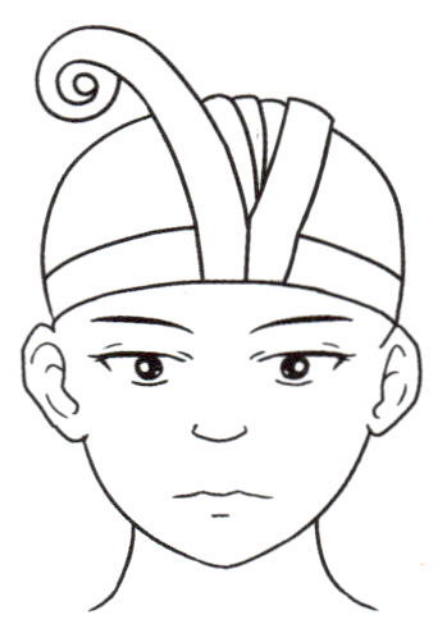

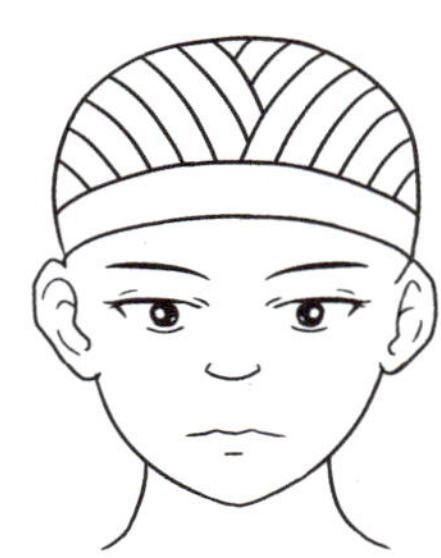

图2-12　回返包扎法

（二）三角巾包扎法

三角巾包扎法

三角巾用途广泛，可用于躯干和四肢的伤口包扎，也可用于小伤口的包扎或用作悬臂带。使用时，可将三角巾折叠成带状或燕尾式（见图2-13），也可将两块三角巾连接成双燕尾式（见图2-14）或蝴蝶式（见图2-15）。

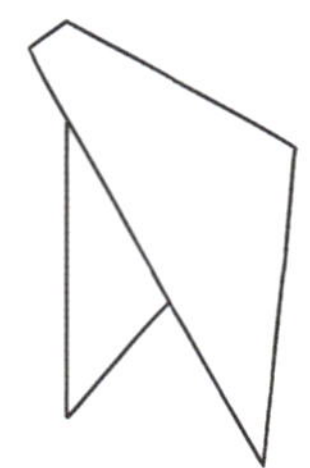

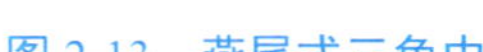

图 2-13　燕尾式三角巾

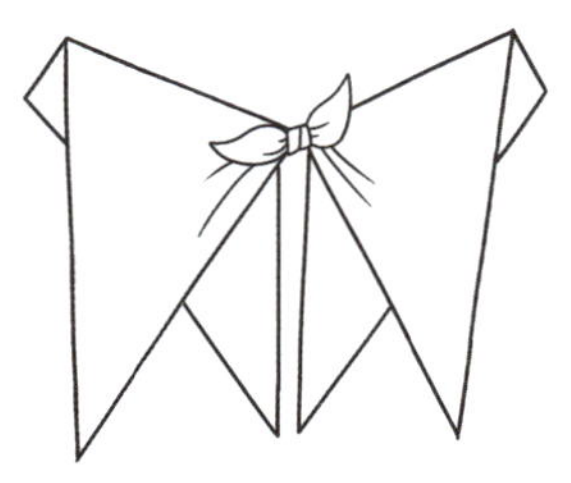

图 2-14　双燕尾式三角巾

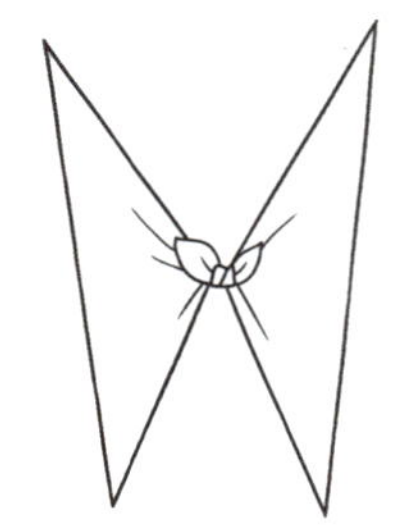

图 2-15　蝴蝶式三角巾

1．头部、面部包扎法

（1）头部帽式包扎法

头部帽式包扎法适用于包扎头顶部外伤。

操作方法：首先，将三角巾的底边折叠为两层，放在前额眉弓上部；其次，将顶角经头顶拉到枕后，将底边经两耳上方向后牵拉，在顶角上方交叉后再经两耳上方到额部拉紧、打结；最后，将顶角向上反折、整理嵌入底边内，如图 2-16 所示。

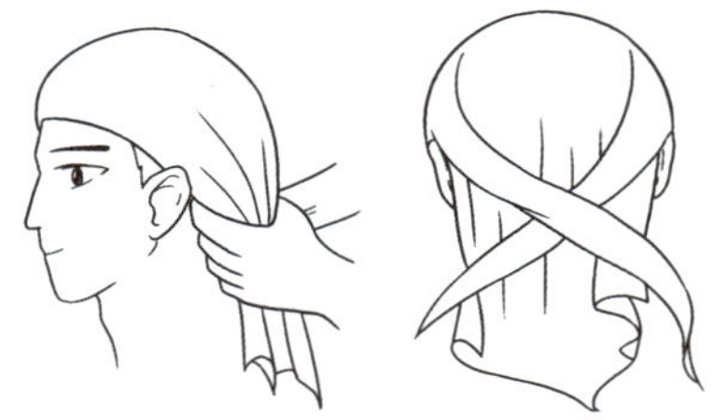

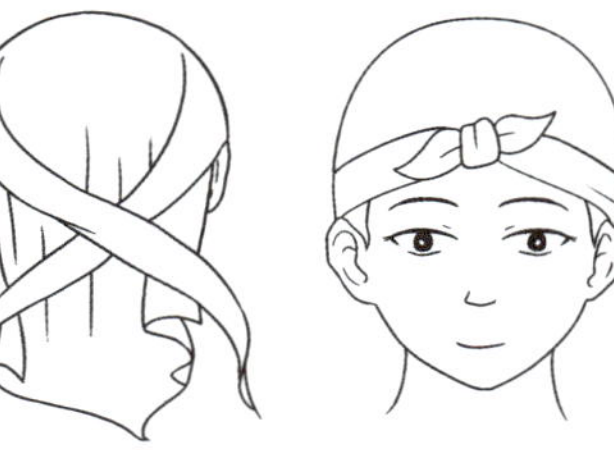

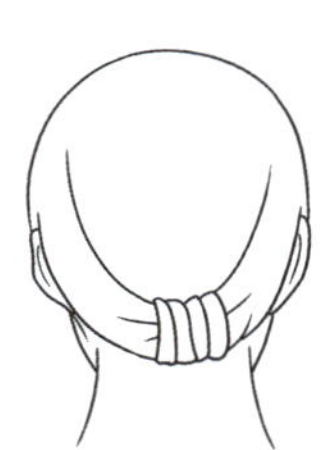

图 2-16　头部帽式包扎法

（2）风帽式包扎法

风帽式包扎法适用于包扎头顶部外伤。

操作方法：首先，将三角巾顶角和底边中点各打一个结；其次，将顶角结放在额前中央，底边结放在枕部，使三角巾包住头部；再次，将底边两端拉紧并向外反折，交叉向前包住下颌；最后，将底边两端绕到颈后打结固定，如图 2-17 所示。

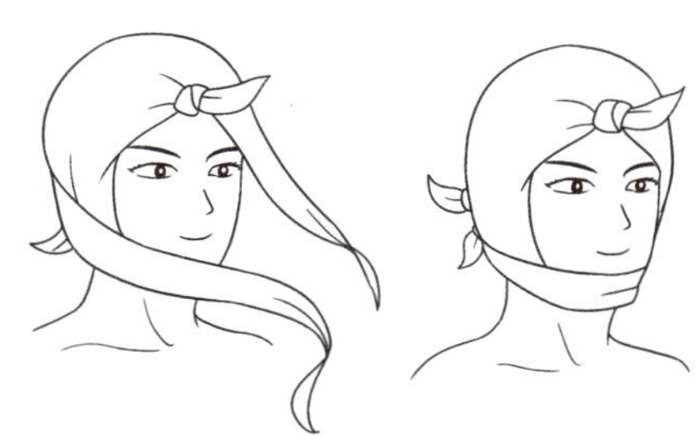

图 2-17　风帽式包扎法

（3）面具式包扎法

面具式包扎法适用于包扎面部外伤。

操作方法：首先，将三角巾顶角打一结；其次，将顶角结放在额顶部，用三角巾罩住头面部，并在适当位置（眼和口鼻处）剪孔，露出眼和口鼻；再次，提起底边左、右角拉向枕部并交叉，使底边紧紧包裹住下颌；最后，将两角拉回前方，在下颌下打结，如图 2-18 所示。

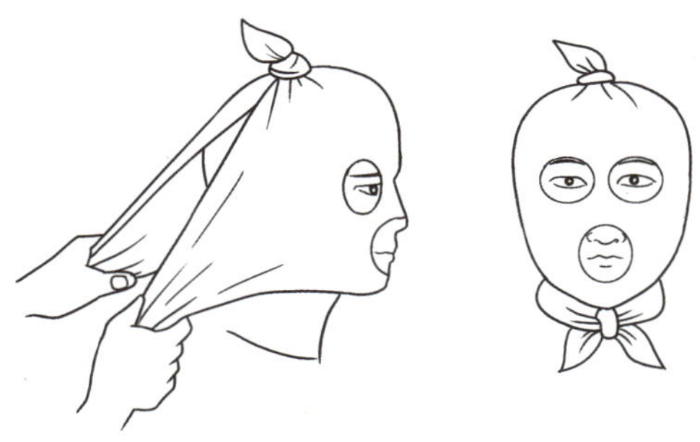

图 2-18 面具式包扎法

（4）眼部包扎法

眼部包扎法包括单眼包扎法和双眼包扎法，分别适用于包扎单眼外伤和双眼外伤。

- 单眼包扎法：首先，将三角巾折叠成四指宽的带状巾；其次，将带状巾的上 1/3 处斜置于伤侧眼部，并将带状巾的下端从伤侧耳下绕至枕部，经健侧耳上拉至前额压住另一端；最后，将另一端向下反折，并拉至伤侧耳上方打结固定，如图 2-19 所示。
- 双眼包扎法：首先，将三角巾折叠成四指宽的带状巾；其次，将带状巾的中间部置于枕部，两端分别经两侧耳下拉向眼部并完全盖住同侧眼；最后，将两端在鼻梁上交叉，呈“8”字形经对侧耳下方绕至枕下部打结固定，如图 2-20 所示。

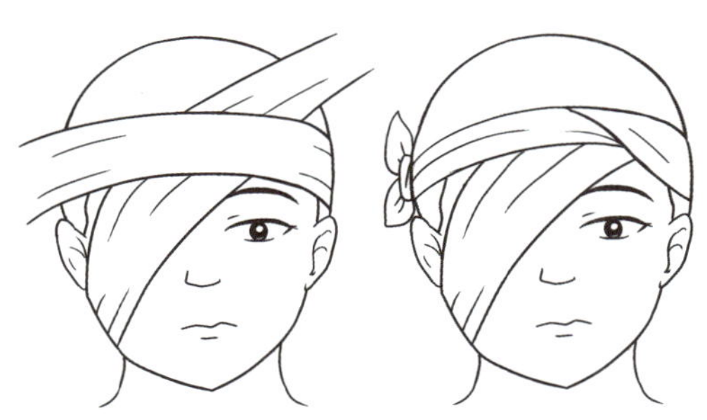

图 2-19 单眼包扎法

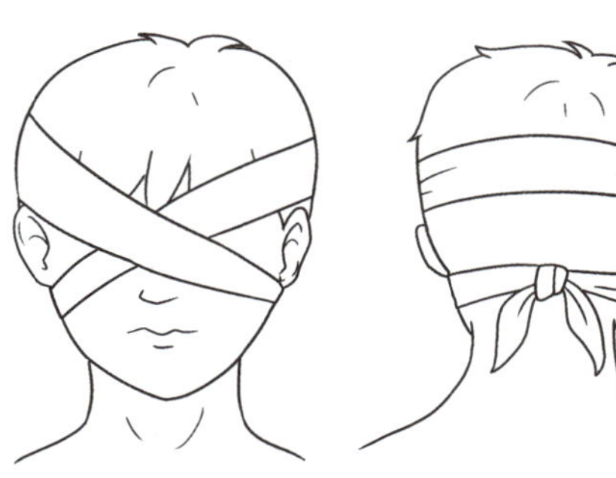

图 2-20 双眼包扎法

（5）下颌包扎法

下颌包扎法适用于包扎下颌外伤。

操作方法：首先，将三角巾折叠成四指宽的带状巾；其次，将带状巾的 1/3 处置于下颌下，两端向上拉起；再次，将长端经同侧耳前绕过头顶至对侧耳前上方，与短端交叉；最后，将两端分别绕过前额及枕后，在长端同侧耳的上方打结固定，如图 2-21 所示。

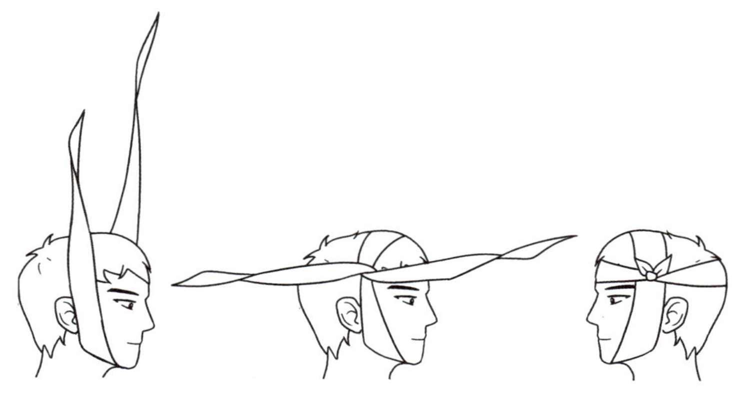

图 2-21　下颌包扎法

2．颈部包扎法

颈部包扎法适用于包扎一侧颈部外伤。

操作方法：首先，用敷料覆盖伤口，并包扎一圈绷带压迫伤口；其次，将三角巾折叠成四指宽的带状巾，并用带状巾覆盖伤口处绷带；最后，嘱伤者抬起健侧手臂，将带状巾的两端拉至抬起的手臂下方打结，如图 2-22 所示。

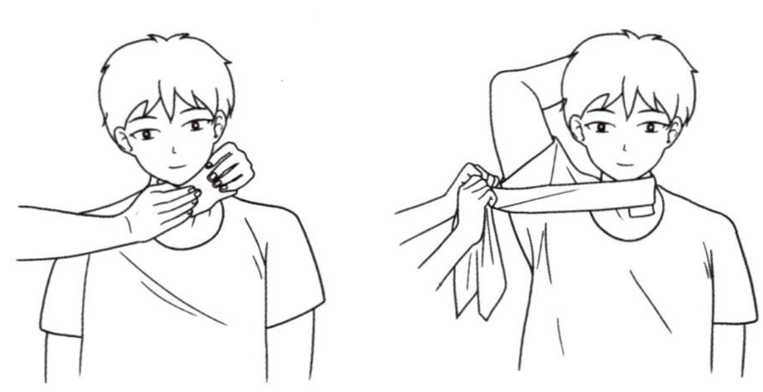

图 2-22　颈部包扎法

3．肩部包扎法

肩部包扎法适用于包扎一侧或两侧肩部外伤。

（1）单肩燕尾式包扎法

操作方法：首先，将三角巾折成燕尾巾，夹角向上放在伤侧肩上，向后的一角压住并稍大于向前的一角；其次，将燕尾的底边包绕上臂 1/3 后于臂前打结固定；最后，将燕尾的两角分别经胸部、背部拉到健侧腋下打结固定，如图 2-23 所示。

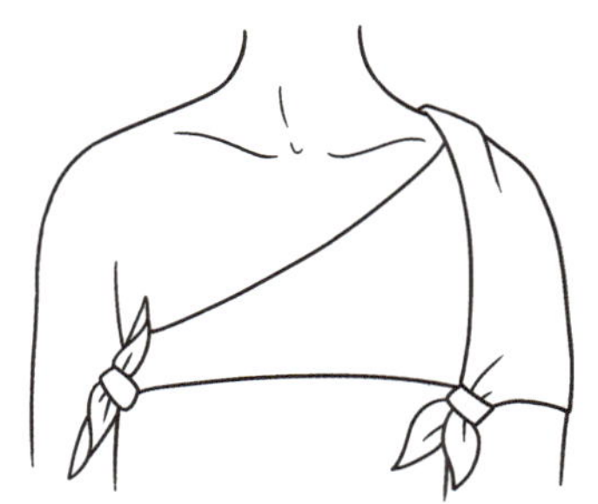
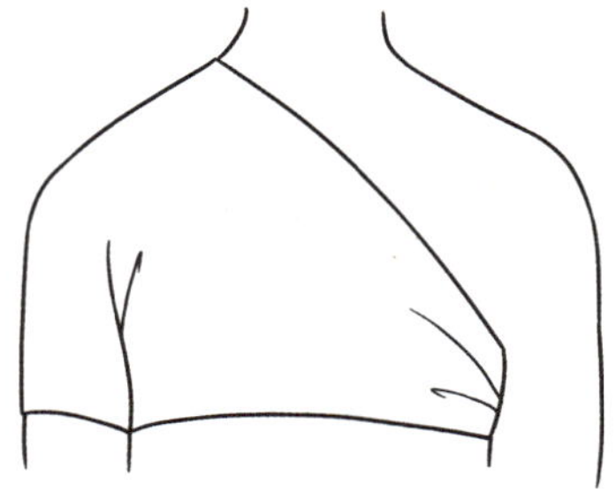

图 2-23　单肩燕尾式包扎法

（2）双肩燕尾式包扎法

操作方法：首先，将三角巾折成两尾角等大的燕尾巾；其次，将燕尾巾披在肩上，燕尾夹角对准颈后正中部；最后，将两燕尾角分别由前向后包住肩部，于腋下与燕尾巾底边打结，如图 2-24 所示。

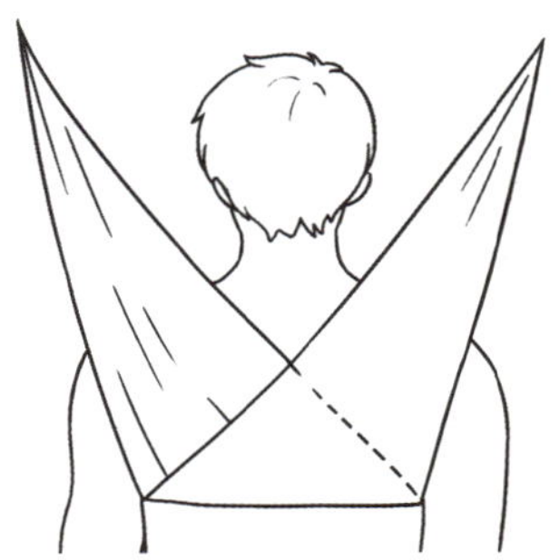
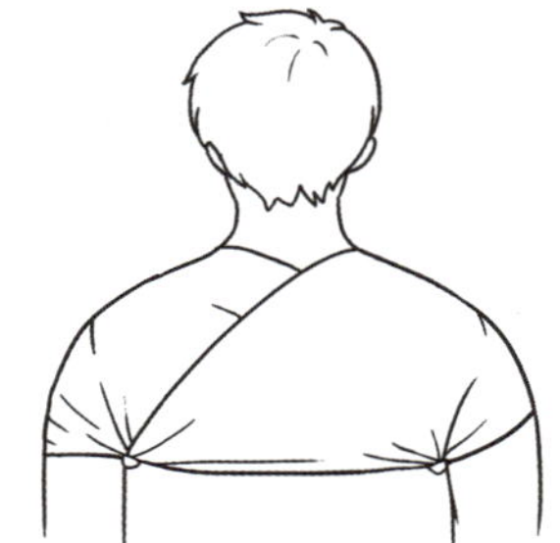
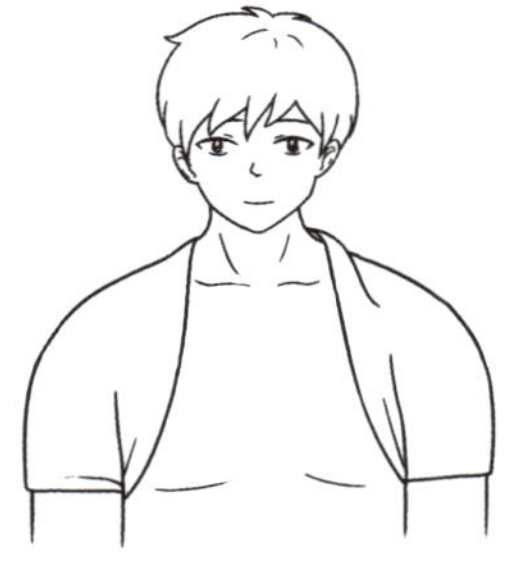

图 2-24　双肩燕尾式包扎法

4. 胸（背）部包扎法

胸（背）部包扎法适用于包扎一侧或两侧胸（背）部外伤。

（1）单侧胸（背）部包扎法

操作方法（以包扎单侧胸部为例）：先将三角巾底边置于伤口下方，再将底边两端围绕至健侧背部腋后线打结，最后将顶角绕过伤侧肩部，穿过底边横带向上反提并系紧，如图 2-25 所示。包扎单侧背部时，将三角巾改置于背部，于胸前打结即可。

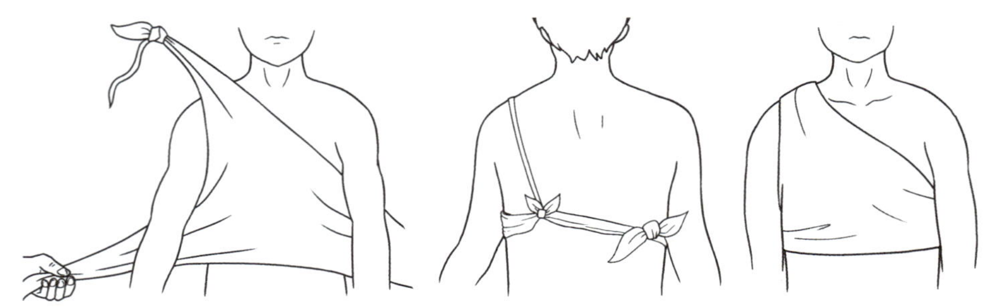

图 2-25　单侧胸部包扎法

（2）双侧胸（背）部包扎法

操作方法（以包扎双侧胸部为例）：首先，将三角巾折成燕尾巾；其次，将燕尾巾底边绕胸部向后系于背后；最后，两手分别提起两个燕尾角至颈部左、右两侧，将一侧燕尾角系带拉紧，向下穿过底边后上提，与另一燕尾角在背后打活结，如图 2-26 所示。包扎双侧背部时，将燕尾巾改置于背部，于胸前打结即可。

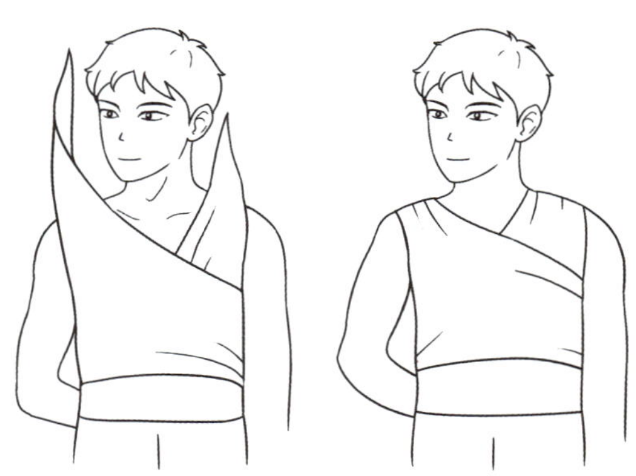

图 2-26　双侧胸部包扎法

5. 上肢包扎法

上肢包扎法适用于包扎上肢外伤。

（1）大悬臂带包扎法

操作方法：首先，将三角巾铺于胸前，顶角对准伤侧肘关节，上端的底角绕至颈后；其次，将前臂屈曲并压住三角巾；再次，将下端的底角提至伤侧肩部，将两底角在颈后打结；最后，将肘部的顶角包裹肘部反折，用别针固定，如图 2-27 所示。需要注意的是，要将伤肢手指露出来，以便观察血液循环情况。

（2）小悬臂带包扎法

操作方法：将三角巾折叠成带状悬吊伤肢，两端于颈后打结，即为小悬臂带包扎法，如图 2-28 所示。

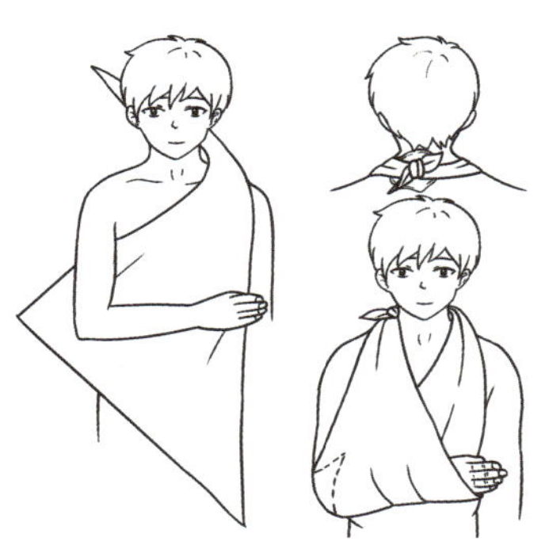

图 2-27　大悬臂带包扎法

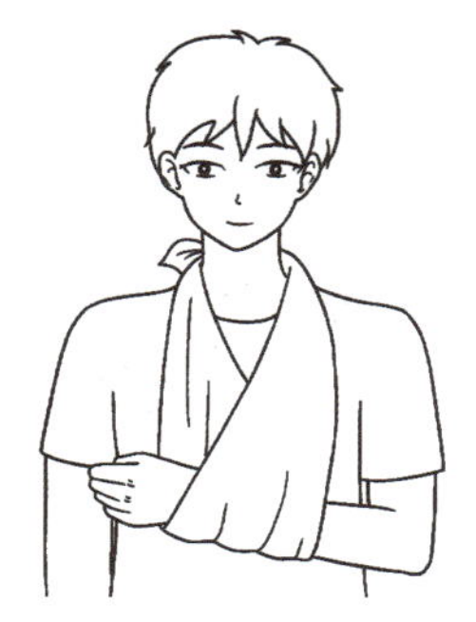

图 2-28　小悬臂带包扎法

（3）三角悬臂带包扎法

操作方法：首先，将伤侧前臂屈曲，将伤侧手放于对侧锁骨上窝；其次，用三角巾的一个底角盖住手部，顶角盖住肘部，并将前臂下方的底边折入前臂内侧包裹前臂；再次，将三角巾的另一个底角从后背拉至健侧肩部，与先前盖住手部的底角打结；最后，拉紧顶角，由前向后拧紧，掖入肘部，如图 2-29 所示。

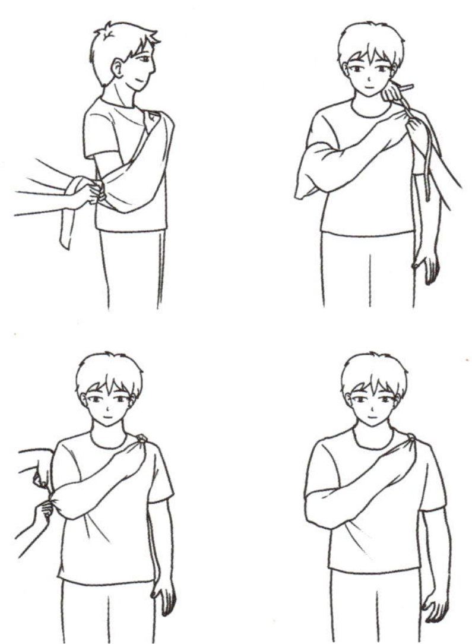

图 2-29　三角悬臂带包扎法

6. 手（足）部包扎法

操作方法：首先，将手（足）放在三角巾上，手指（足趾）对准三角巾的顶角；其次，将顶角反折盖在手背（足背）上；最后，将底边两端交叉环绕手腕（脚腕）后打结固定，如图 2-30 所示。

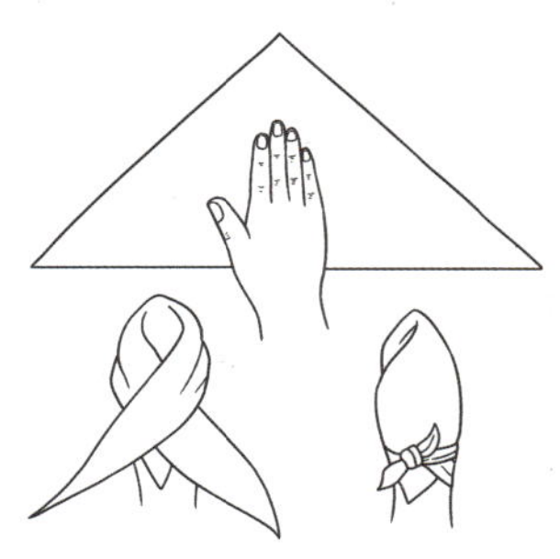

图 2-30　手部包扎法

7. 膝（肘）关节包扎法

膝（肘）关节包扎法适用于包扎膝（肘）关节外伤。

操作方法：首先，将敷料置于膝（肘）关节受伤部位；其次，将三角巾折成宽度适当的带状巾，并将带状巾的中间部覆盖在敷料上；最后，将带状巾在腘（肘）窝处交叉拉至膝（肘）关节处，一上一下分别压住带状巾上下两边，缠绕一整圈后在腘（肘）窝处打结，如图 2-31 所示。

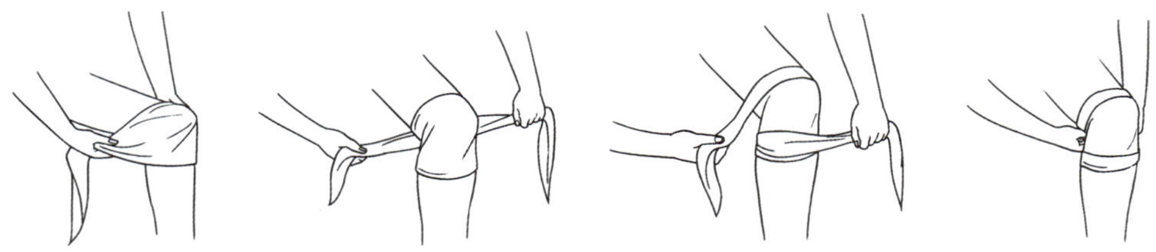

图 2-31　膝关节包扎法

三、包扎术的注意事项

（1）用绷带、三角巾或其他布料固定打结时，尽量将结放在肢体的外侧面，并避开伤口、骨隆凸处及易受压的部位。

（2）若出现包扎过紧的现象，如手、足的甲床发紫，肢体远心端皮肤发紫，肢体有麻木感或感觉消失，手指、足趾不能活动等，应立即松开重新包扎。

（3）包扎时不可用手触摸伤口，不可轻易取出伤口内异物。

（4）解除包扎时应先解开固定结或取下胶布，再两手相互传递松解。必要时可用剪刀剪开。

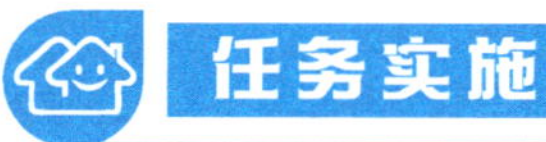

任务实施

结合本任务所学知识，根据表 2-3 完成任务实施。

表 2-3　任务实施活动表

类别	任务描述
理论回顾	回顾包扎的作用、包扎材料、包扎原则、常用的包扎方法和包扎术的注意事项
模拟操作	（1）学生自由分组，每组 6～8 人 （2）根据任务导入的情景，组员扮演家政服务员小王和伤者刘爷爷进行情景模拟 （3）情景模拟的内容至少包括以下方面：① 小王评估、判断刘爷爷的伤情；② 小王选用正确的包扎方法为刘爷爷的受伤部位进行包扎 （4）其余组员仔细观看，并提出点评意见

续表

类别	任务描述
思考总结	根据点评意见，总结模拟操作中的不足之处，并做出改正
	总结本任务学习中遇到的难题及其解决方法
	总结本任务的学习收获与感受

任务三　掌握固定术

任务导入

在为刘爷爷止血包扎后，小王再次评估了刘爷爷的伤情。刘爷爷表示，他在摔倒时手腕部受到碰撞，现在该部位疼痛难忍，且不敢活动。小王观察到刘爷爷的手腕部已经出现明显肿胀，判断刘爷爷可能发生了腕部骨折，于是立即取来固定材料，准备妥善固定刘爷爷的骨折部位。

任务描述

请根据本任务所学知识选择合适的固定材料和固定方法，妥善固定刘爷爷的骨折部位。

一、固定术的概述

固定术是指通过各种方法限制受伤部位的活动，以减轻疼痛和阻止损伤进一步加重的方法。固定术主要用于伤者骨折部位的临时固定，避免骨折断端对皮肤、血管和神经造成二次损伤，同时减轻骨折部位的疼痛程度，便于转运。

急救便利贴

骨折是指骨的完整性或连续性中断，主要有以下表现：

（1）疼痛：骨折部位疼痛，活动时疼痛加剧，局部有明显的压痛。

（2）肿胀：骨折端小血管和软组织发生损伤，致使骨折部位出现肿胀。

（3）畸形：由于骨折端的错位，肢体常发生弯曲、旋转、缩短等畸形。当骨折端完全断离时，还可出现假关节样的异常活动。

（一）固定材料

1. 夹板

夹板一般用于扶托、固定伤肢，常见的有木质夹板、金属夹板、充气夹板、塑料夹板等。紧急情况下，可以就地取材，选用竹板、硬纸板、杂志、雨伞、树枝、木棍等代替夹板，也可利用健侧肢体或躯干进行临时固定。

2. 衬垫

衬垫用于保护伤肢皮肤，常见的有棉花、毛巾、布块、衣服等。

3. 捆绑材料

捆绑夹板的材料可选用三角巾、绷带、腰带、头巾、布带等，但不能选用铁丝、电线等。

（二）固定原则

（1）若现场对伤者的生命安全有威胁，要先将伤者转移至安全区。

（2）遵循“先救命、后治伤”的原则。若伤者无意识（或反应）、呼吸异常，则应先实施心肺复苏。

（3）若伤者有出血和伤口，应先止血和包扎，再行骨折固定术；露出的骨折断端在未经清创时不可还纳至伤口内。

（4）若伤处发生畸形，可按畸形位置固定。

二、常用的固定方法

（一）锁骨骨折固定法

锁骨骨折常由跌倒时手掌、肘部或肩部着地，锁骨间接受到压力导致，通常表现为锁骨变形、局部血肿、伤侧肩胛下垂、肩部活动时疼痛加重。

操作方法：首先，将两肩外展，在两腋前上方放置衬垫；其次，将折叠成带状的三角巾（或用宽布带）呈“8”字形环绕双肩；最后，拉紧三角巾的两端在背后打结，如图 2-32 所示。若条件允许，也可在背后放置“T”形夹板，分别在两肩和腰部用绷带包扎固定，如图 2-33 所示。

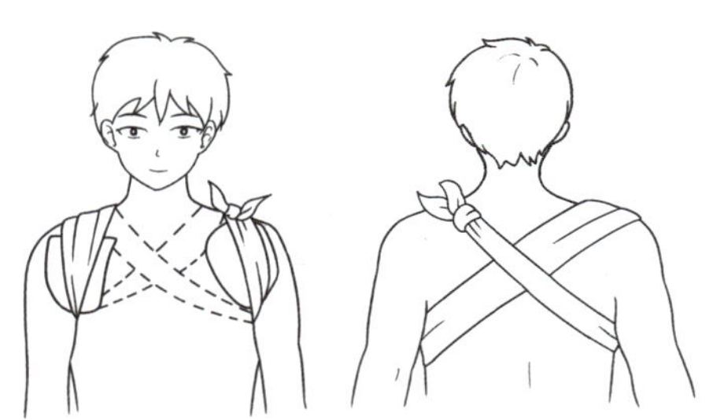

图 2-32　锁骨骨折三角巾固定法

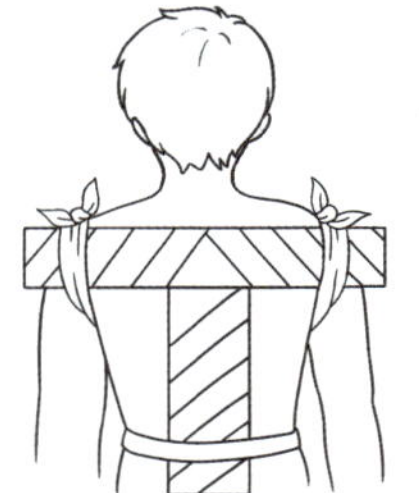

图 2-33　锁骨骨折“T”形夹板固定法

（二）上肢骨折固定法

1．上臂骨折固定法

上臂骨折常由摔倒时手或肘着地、外力撞击等导致，通常表现为上臂肿胀、瘀血、疼痛，以及上肢活动受限，有骨折移位时会出现畸形。

操作方法：首先，取两块夹板分别置于上臂内、外侧，夹板与上臂间置衬垫（桡神经紧贴肱骨干，易受损伤，因此要加衬垫保护）；其次，用布带捆扎固定骨折的上、下端；最后，将肘关节屈曲 90°，用三角巾或布带将上肢悬吊固定于胸前，如图 2-34 所示。需要注意的是，应将伤侧手指露出，以便观察末梢血液循环情况。若无夹板，可用两条三角巾进行固定，先用一条三角巾将上臂固定于胸侧，再用另一条三角巾将前臂悬吊于胸前，如图 2-35 所示。

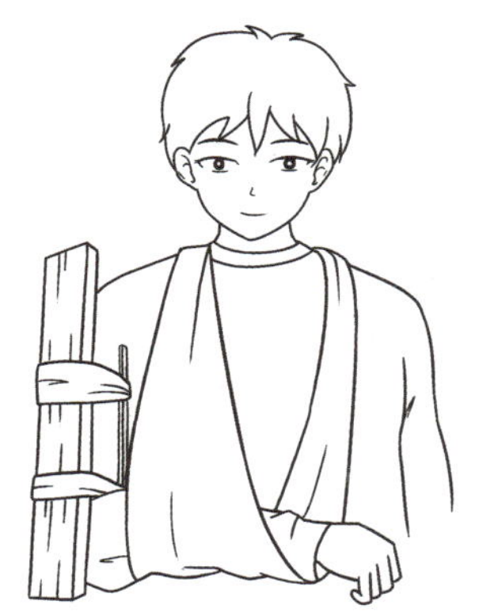

图 2-34　上臂骨折夹板固定法

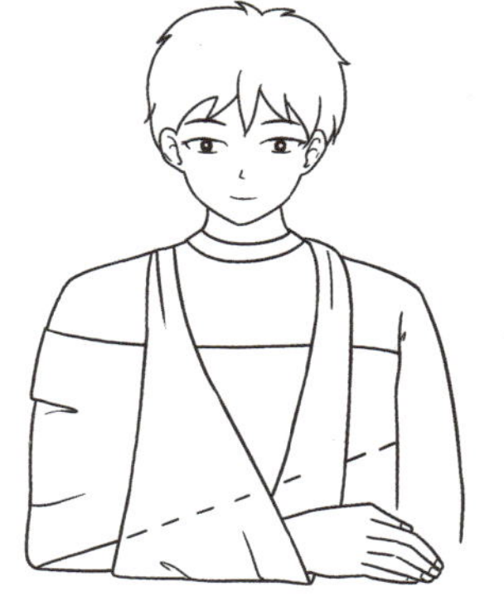

图 2-35　上臂骨折三角巾固定法

上肢骨折固定法

小贴士

上臂下段骨折（肱骨髁上骨折）时，不宜用夹板固定，以免损伤肱动脉和正中神经，可用三角巾将上肢固定于躯干。

2．前臂骨折固定法

前臂骨折常由摔倒时手或肘着地、外力打击或挤压等导致，主要表现为前臂肿胀、疼痛、皮下瘀斑严重，有时有骨摩擦感，骨折处可见侧方移位、重叠、旋转、成角畸形。前臂骨折可为桡骨或尺骨骨折，或者桡骨、尺骨双骨折。

操作方法：首先，将肘关节屈曲 90°，拇指朝上；其次，将两块夹板分别置于前臂内、外侧，用绷带固定骨折的上、下端和手掌部；最后，用大悬臂带将上肢悬吊于胸前，如图 2-36 所示。注意将指端露出，以便检查末梢血液循环情况。若无夹板，可用两条三角巾进行固定，先用一条三角巾将前臂悬吊于胸前，再用另一条三角巾将伤肢固定于胸前，如图 2-37 所示。

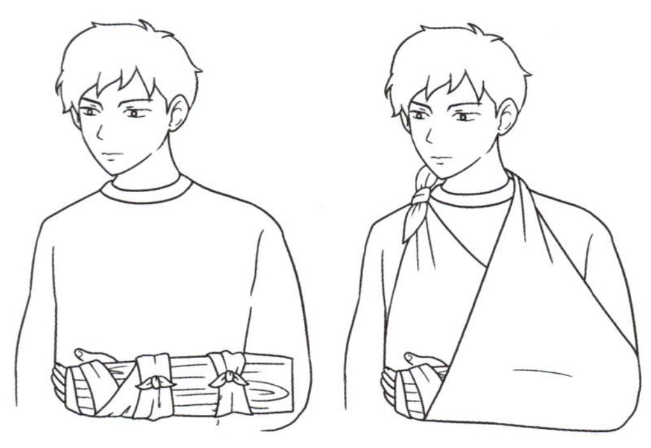

图 2-36　前臂骨折夹板固定法

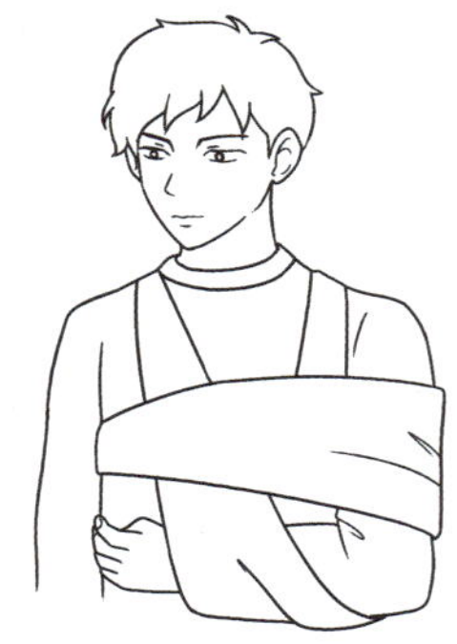

图 2-37　前臂骨折三角巾固定法

急救知识窗

使用其他材料固定前臂的方法

（1）前臂骨折毛巾被（或毯子）固定法：首先，折叠毛巾被（或毯子）并包住伤肢，以大小能包绕住伤肢、厚度能使伤肢不易移动为标准；其次，用布条固定包好的毛巾被（或毯子）；最后，寻找大的布块用大悬臂带包扎法将伤肢吊于胸前，如图 2-38 所示。

（2）前臂骨折报纸（或杂志）固定法：首先，将一沓报纸（或一本杂志）放在伤肢下方，包绕伤肢卷成筒状；其次，用布条固定卷好的报纸（或杂志）；最后，寻找大的布块用大悬臂带包扎法将上肢吊于胸前，如图 2-39 所示。

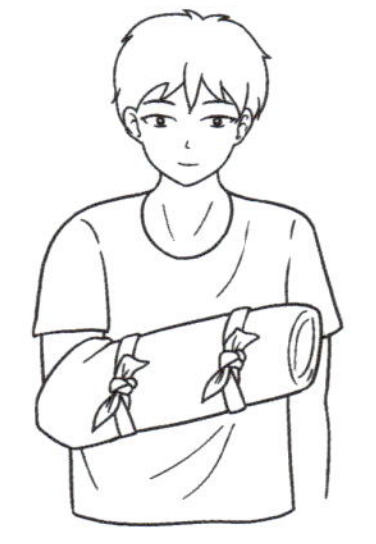

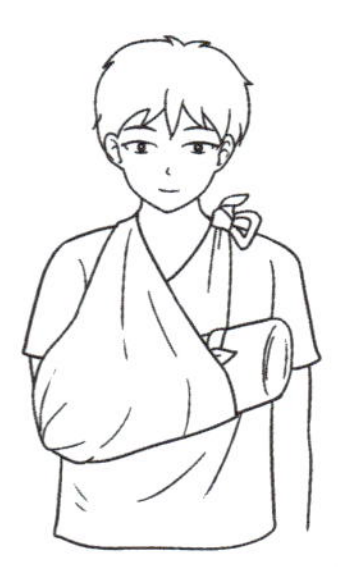

图 2-38　前臂骨折毛巾被（或毯子）固定法

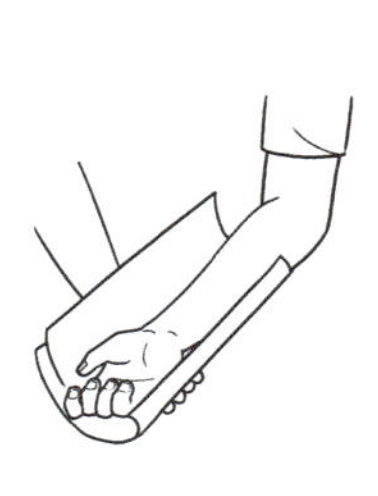

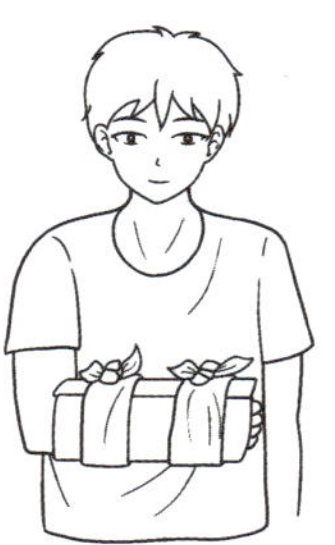

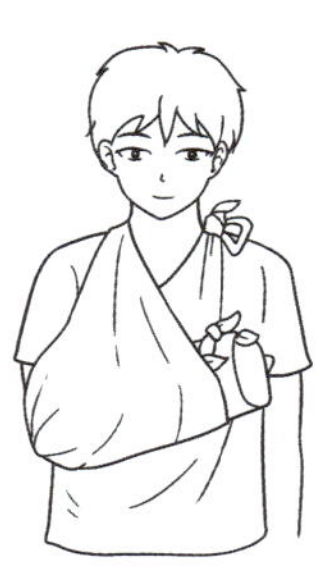

图 2-39　前臂骨折报纸（或杂志）固定法

（三）下肢骨折固定法

1. 大腿骨折固定法

下肢骨折固定法

大腿骨粗大，其骨折常由巨大的外力（如车撞击、高空坠落、重物砸中等）导致，大多损伤严重、出血多，易引起休克。大腿骨折后可出现大腿肿胀、疼痛、变形或缩短。

操作方法：首先，取 7 条宽布带，分别置于骨折上下两端、腋下、腰部、髋部、小腿及踝部；其次，取两块夹板，将长夹板置于腋窝至足跟、短夹板置于大腿根部至足跟，在腋下、膝关节、踝关节等骨隆凸处放衬垫保护，空隙处用柔软物品填实；最后，用布带分段固定，注意足部应“8”字形固定，使脚掌与小腿呈直角功能位，并使脚趾端露出，以便检查末梢血液循环情况，如图 2-40 所示。若只有一块夹板，则放于伤肢外侧，内侧夹板用健肢代替，两腿之间加衬垫，固定方法同上。若无夹板，可将双下肢并列对齐，在两腿之间加衬垫，将伤肢用布带分段固定在健肢上，如图 2-41 所示。

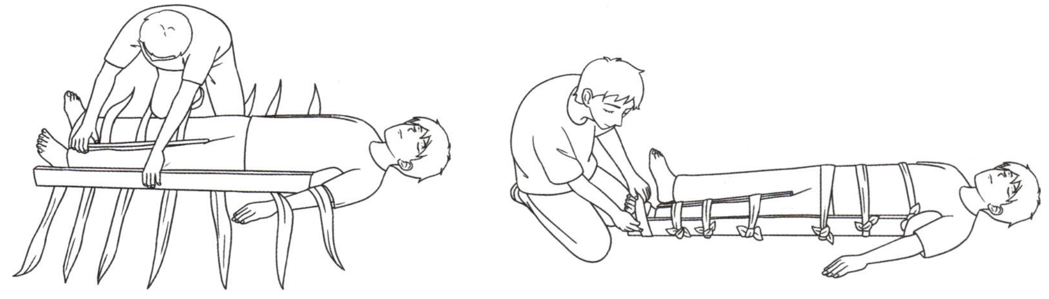

图 2-40　大腿骨折夹板固定法

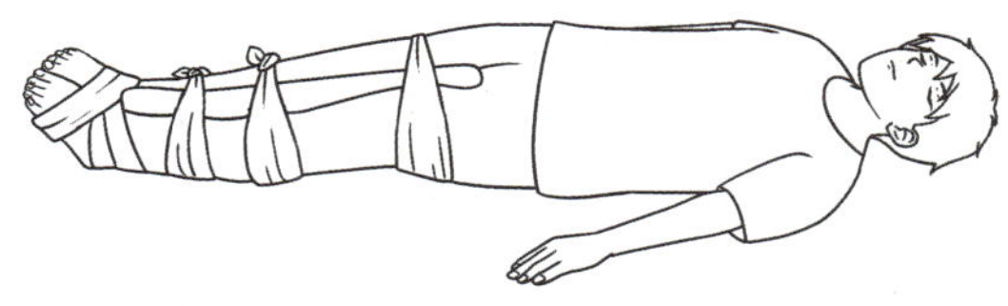

图 2-41　大腿骨折健肢固定法

2. 小腿骨折固定法

小腿骨折常由撞击、碾压、重物打击等导致，主要表现为小腿肿胀、疼痛、活动受限等。由于小腿骨折断端易刺破小腿处皮肤，造成骨外露，即开放性骨折，因此在骨折处要加厚衬垫保护。

操作方法：首先，取 5 条宽布带，分别置于骨折上下两端、髋部、大腿及踝部；其次，取两块夹板，长夹板置于伤肢外侧髋关节至外踝，短夹板置于大腿根部至内踝，在膝关节、踝关节等骨隆凸处放衬垫保护，空隙处用柔软物品填实；最后，用布带分段固定，注意足部“8”字形固定，使脚掌与小腿呈直角功能位，并使伤侧脚趾露出，以便观察末梢血液循环情况，如图 2-42 所示。若只有一块夹板，则放于伤肢外侧，内侧夹板用健肢代替，两下肢之间加衬垫，固定方法同上。若无夹板，则可用大腿骨折健肢固定的方法。

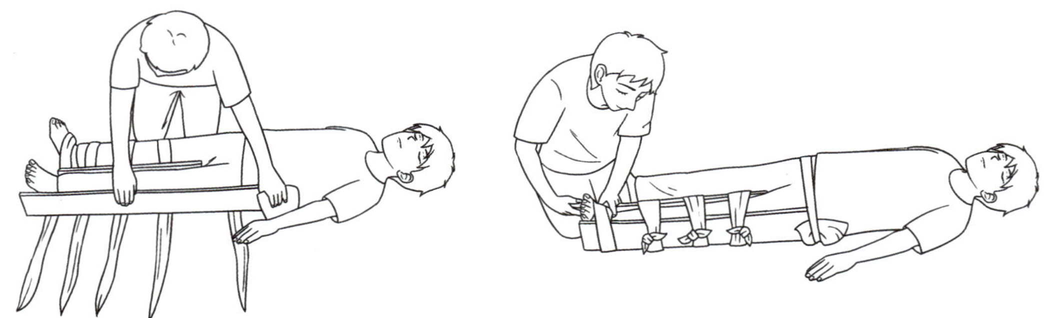

图 2-42　小腿骨折夹板固定法

（四）开放性骨折固定法

开放性骨折是指骨折处皮肤或黏膜破损、骨折端与外界相通的骨折（骨折处的皮肤或黏膜完整、骨折端不与体外相通的为闭合性骨折）。开放性骨折的固定方法如下：

（1）用敷料覆盖外露骨及伤口。

（2）在伤口周围放置环形衬垫，用绷带包扎固定。

（3）用夹板或健侧肢、躯干固定骨折部位。

（4）若出血较多，则需要用止血带止血。

（5）不要将外露骨还纳，以免污染伤口深部，造成血管、神经的再损伤。

深化家政服务业产教融合，加强家政人才教育培养

提高家政服务质量，是促进家政服务业提质扩容的迫切任务。深化家政服务业产教融合，有利于促进家政教育链、人才链与产业链、创新链相衔接，是优化家政人力资源供给质量和结构，提升家政服务质量的有效途径。为深化家政服务业产教融合，促进行业高质量发展，国家发展改革委等 5 个部门联合印发《关于深化家政服务业产教融合的意见》，针对加强家政人才教育培养，提出了以下意见。

1．发展家政相关专业学历教育

普通高校、职业学校要主动适应国家和区域经济社会发展需要，增设市场急需的家政相关专业，合理安排招生规模，增加办学层次，构建梯次有序的人才培养体系。普通高校与职业学校要推动课程资源共享，探索学分互认。鼓励设有家政相关专业的高职院校扩大面向中职学校家政相关专业的招生规模。原则上每个省至少建设 1 个职业教育高水平现代家政类专业群，全国建设 2 个以上国家级职业教育高水平现代家政类专业群。鼓励各地在家政相关专业招生计划分配上给予倾斜。

2．完善家政相关职业教育专业教学

发挥家政专业教师培训基地作用，加大专业师资培训力度，扩大家政教育专业教师队伍规模。修订完善家政“双师型”教师分类聘用及评价标准，招聘一定数量持有高级工及以上职业技能等级证书的家政从业人员，鼓励学校与家政企业师资按规定互聘兼职。鼓励将家政企业新方法、新技术、新工艺、新标准引入教育教学实践。建立家政“双师型”教师定期培训机制，明确教师在企业参加实践实训的时间要求。加强精品课程和精品教材建设，推广“岗课赛证”四位一体、育训结合的家政人才培养模式，构建多元化实践教学体系。

3．大力发展家政继续教育

支持各类高等院校发展家政相关专业学历继续教育，促进非学历教育与学历教育融通，推进职业技能等级认定等各类非学历成果与学历教育学分互认，提高技能类课程学分比例，试点完全学分制人才培养模式。有序推动家政相关专业纳入国家高等教育自学考试开考专业清单。健全举办者和学习者合理分担培养成本的高等学历继续教育经费筹措机制，鼓励符合条件的家政从业人员接受学历继续教育。

4．加强家政服务通识教育

鼓励义务教育和普通高中普及生活劳动知识与实用技能，根据学生年龄特点开展适宜的生活劳动教育，支持学校聘请家政专业教师兼职授课。鼓励职业学校实训基地向普通中学开放，支持学校与家政企业合作建设一批家政教育体验基地。鼓励老年大学开设生活兴趣爱好课程，教授家庭沟通技巧和健康养生知识。

资料来源：《国家发展改革委等部门关于深化家政服务业产教融合的意见》，中国政府网，2024 年 10 月 18 日，有改动

三、固定术的注意事项

（1）固定所选用夹板的长度和宽度要与骨折的肢体相适应。夹板长度须超过骨折部位上、下两个关节，即遵循“超关节固定”原则；固定时取功能位（能使肢体发挥最大功能的位置），除固定骨折部位上、下端外，还要固定上、下两关节。

（2）固定应松紧适度，牢固可靠，但不影响血液循环。固定肢体时，要将指（趾）端露出，以便观察末梢血液循环情况。

（3）固定伤肢后，若条件允许，应将伤肢抬高。

（4）固定后应尽量避免不必要的活动。

任务实施

结合本任务所学知识，根据表 2-4 完成任务实施。

表 2-4　任务实施活动表

类别	任务描述
理论回顾	回顾固定术的定义、固定材料和固定原则，常用的固定方法，以及固定术的注意事项
模拟操作	（1）学生自由分组，每组 6～8 人 （2）根据任务导入的情景，组员扮演家政服务员小王和伤者刘爷爷进行情景模拟 （3）情景模拟的内容至少包括以下方面：① 小王评估、判断刘爷爷的伤情；② 小王选用正确的固定方法为刘爷爷的骨折部位进行固定 （4）其余组员仔细观看，并提出点评意见
思考总结	根据点评意见，总结模拟操作的不足之处，并做出改正
	总结本任务学习中遇到的难题及其解决方法
	总结本任务的学习收获与感受

任务四　掌握搬运术

任务导入

由于刘爷爷家位于 4 楼且没有电梯，在救护车赶来之前，小王叫来在同小区做家政服务工作的同事小赵，请他协助自己将刘爷爷扶行到一楼，以在救护车到来时能够节省救援时间。

任务描述

请根据本任务所学知识选择合适的搬运方法，将刘爷爷搬离现场。

一、搬运术的概述

搬运术是指将伤者通过徒手、使用担架或其他运输工具迅速搬离现场，送至医院进行后续救治的急救措施。搬运术的实施主要遵循以下原则：

（1）应在无生命危险且止血、包扎、固定后再搬运。

（2）要保证伤者体位适宜、舒服。

（3）不要无目的地移动伤者。

（4）保持脊柱和四肢在一条轴线上，以防损伤加重。

（5）动作要轻巧、迅速，避免不必要的震动。

（6）搬运过程中应保证伤者的安全，防止发生二次损伤。

（7）注意伤者的伤情变化，并及时处理。

二、常用的搬运方法

（一）徒手搬运法

徒手搬运法

徒手搬运法适用于现场没有任何搬运工具，并且伤者的伤情不太严重的情况，常用的方法有单人搬运法、双人搬运法等。

1. 单人搬运法

（1）扶行法

扶行法适用于单侧下肢有轻伤但没有骨折，两侧或一侧上肢没有受伤，在协助下能行走的伤者。

操作方法：将伤者没有受伤的一侧手臂搭在自己肩上，协助其行走，如图 2-43 所示。

（2）抱持法

抱持法适用于年幼或体重较轻，且伤势不重的伤者，严禁用于脊柱、下肢骨折的伤者。

操作方法：先将伤者的一侧手臂搭在自己肩上，再用一只手抱住其背部、另一只手托住其大腿将其抱起，如图 2-44 所示。

（3）背负法

背负法适用于意识清醒、老弱或年幼、体型较小、体重较轻，两侧上肢没有受伤或仅有轻伤，没有骨折，不能行走的伤者。

操作方法：将伤者背在肩上，手从其腿下绕过，向上将其双手交叉抓住，如图 2-45 所示。

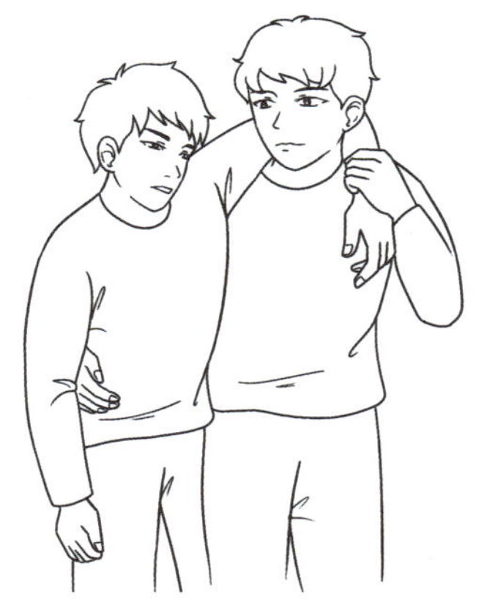

图 2-43　扶行法

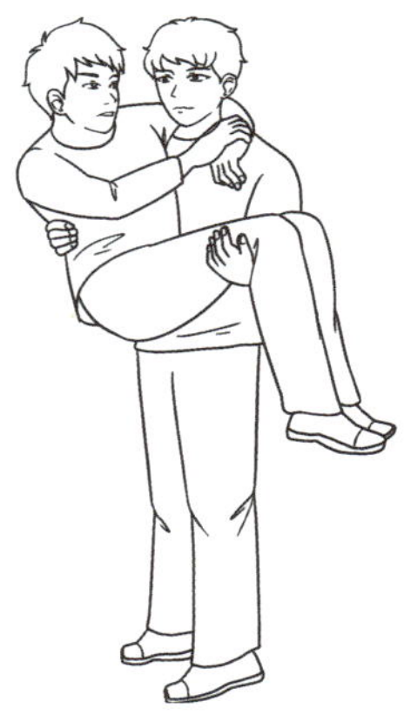

图 2-44　抱持法

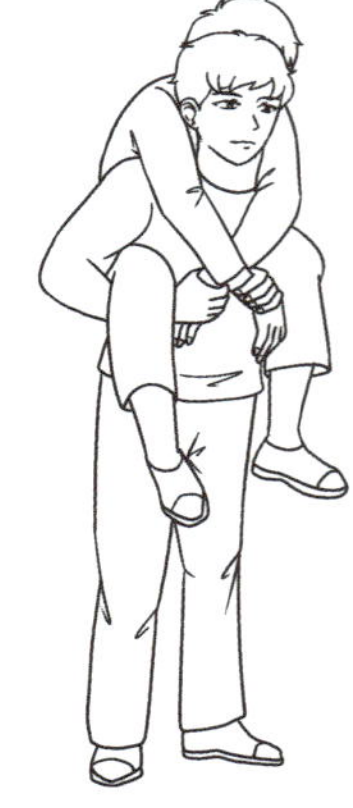

图 2-45　背负法

急救便利贴

对疑似肋骨骨折的伤者，禁止采用背负法搬运。

（4）拖行法

拖行法适用于体型较大、体重较重、不能行走的伤者，注意拖拉时不要弯曲或旋转伤者的颈部和背部。

操作方法：首先，蹲于伤者的背后，将伤者的两手臂放于胸前；其次，将自己的双臂置于伤者的腋下，双手紧抓伤者的对侧手臂，将伤者缓慢向后拖行，如图 2-46 所示。也可将伤者的外衣扣解开，将衣服从背后向上反折托住伤者的颈部和头后部，抓住垫于伤者头后部的衣服，缓慢向后方拖行，如图 2-47 所示。此外，还可用毛毯、床单、被罩等将伤者包裹住，拉住毛毯、床单、被罩等缓慢向后拖行，如图 2-48 所示。

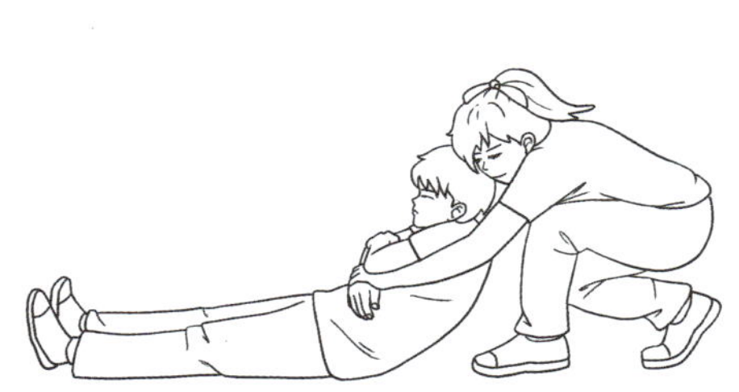

图 2-46　腋下拖行法

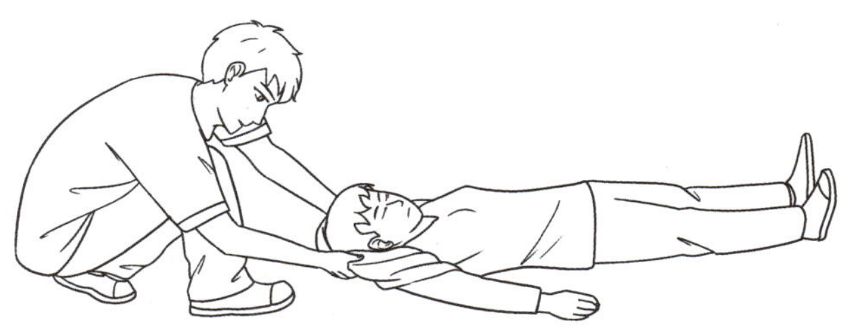

图 2-47　外衣拖行法

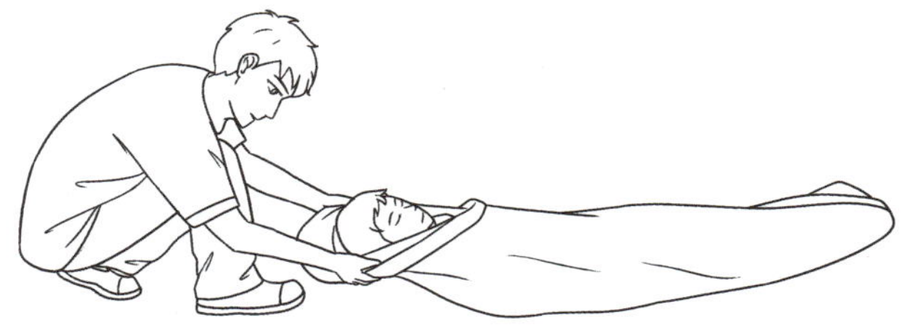

图 2-48　毛毯拖行法

（5）爬行法

爬行法适用于在空间狭窄或有浓烟的环境下，搬运两侧上肢没有受伤或仅轻微受伤者，如急性一氧化碳中毒者。

操作方法：首先，用布带将伤者的双腕捆绑在一起；其次，骑跨于伤者的躯干两侧，将伤者的双手套在自己的颈部；最后，双手着地，或一只手保护伤者的头颈部、一只手着地，抬头使伤者的头、颈、肩部离开地面，拖带伤者前行，如图 2-49 所示。值得注意的是，此法不适用于可能有脊柱损伤者。

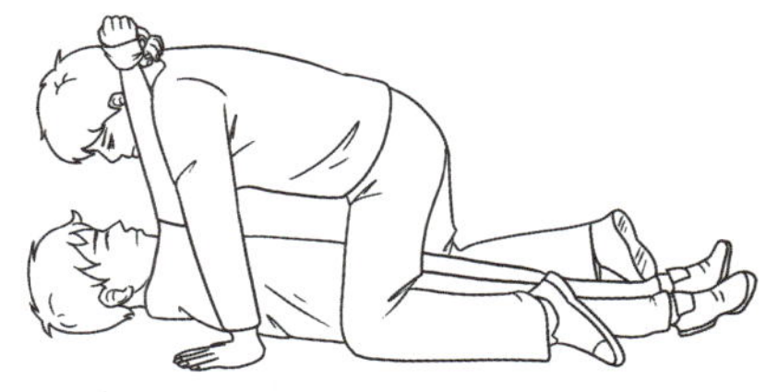

图 2-49　爬行法

2．双人搬运法

（1）椅托式搬运法

椅托式搬运法适用于意识清醒、有足部损伤而行走困难的伤者。

操作方法：首先，两名家政服务员于伤者两侧相对而立，下蹲，将伤者的两臂搭在各自的肩上；其次，两名家政服务员的手分别在伤者的背部和腘窝处交叉握紧；最后，两名家政服务员同时站起，同时迈出外侧的腿，保持步调一致向前移动，如图 2-50 所示。

（2）轿杠式搬运法

轿杠式搬运法适用于意识清醒、有足部损伤而行走困难的伤者。

操作方法：首先，两名家政服务员于伤者两侧相对而立，各自用右手握住自己的左手腕，用左手握住对方的右手腕；其次，下蹲，让伤者坐在相互紧握的手上，并让其将两臂搭在自己的肩上；最后，同时站起，同时迈出外侧的腿，保持步调一致向前移动，如图 2-51 所示。

（3）拉车式搬运法

拉车式搬运法适用于意识不清的伤者。

操作方法：首先，一名家政服务员蹲在伤者后面，双手从伤者的腋下插入，将伤者抱在胸前；其次，另一名家政服务员反身蹲在伤者的两腿之间，双手抓住伤者的两膝关节；最后，两名家政服务员同时慢慢地将伤者抬起，一前一后步调一致地行走，如图 2-52 所示。

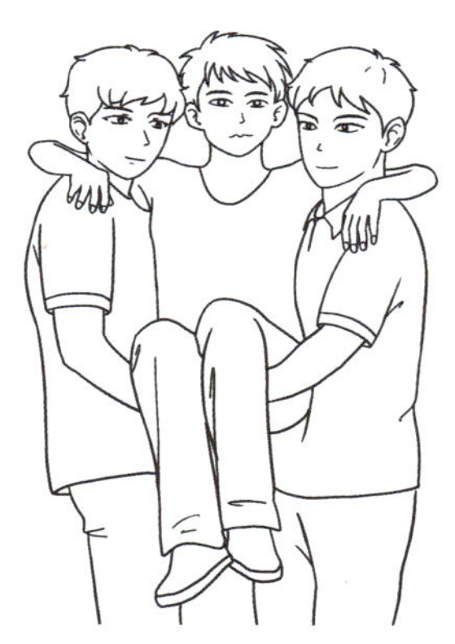

图 2-50　椅托式搬运法

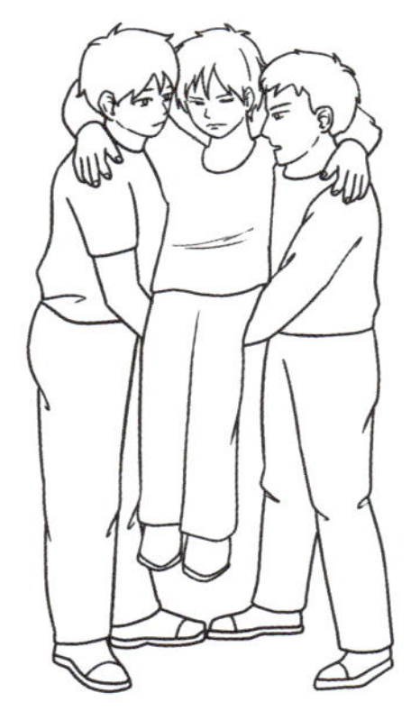

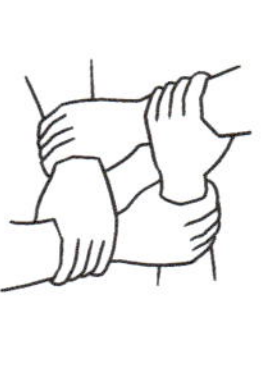

图 2-51　轿杠式搬运法

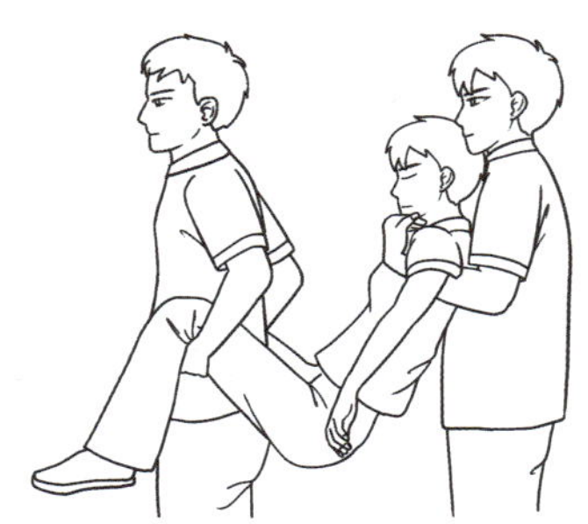

图 2-52　拉车式搬运法

（4）双人扶行法

双人扶行法适用于意识清醒、行走相对正常的伤者。

操作方法：首先，两名家政服务员分别站在伤者的两侧，将伤者的两臂绕过各自的颈部，用外侧手握住伤者的手；其次，另一只手绕到伤者的背后扶住其对侧腰部或腋下；最后，两人步调一致地搀扶伤者行走，如图 2-53 所示。

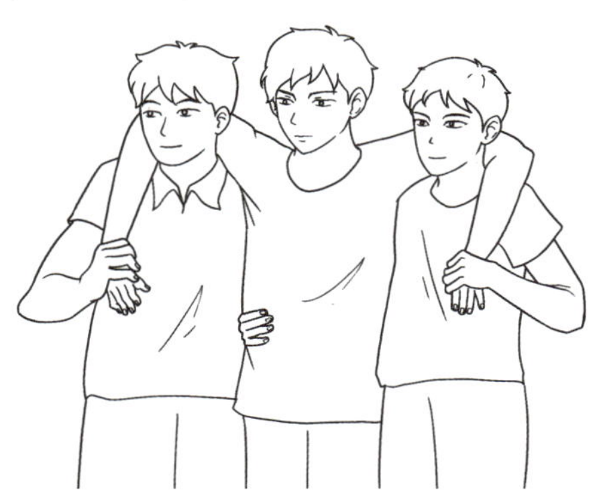

图 2-53 双人扶行法

（二）担架搬运法

担架是救护搬运中最方便的用具，需 2～4 名家政服务员协同搬运。担架搬运法适用于各类伤者，特别是休克、颅脑损伤、四肢骨折等伤情较重、不宜徒手搬运的伤者。

操作方法：家政服务员将伤者轻轻转移到担架上，并加以固定，以防途中滑落；搬运时，脚步要稳，手要抓牢，让伤者头部向后、足部向前，以便于观察其病情变化，如图 2-54 所示；上下坡时要调整高度，尽量使伤者保持水平位，以防其滑落；放下担架时，应先放下足部，后放下头部。

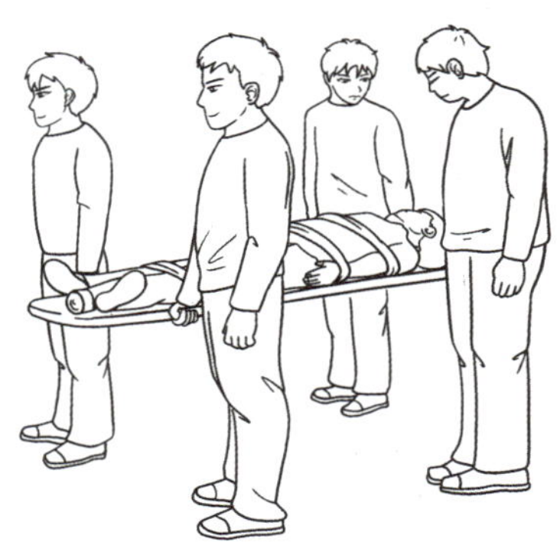

图 2-54 担架搬运法

三、搬运术的注意事项

（1）家政服务员不可贸然搬动伤者，应根据伤者的伤病情况、体重、现场环境和条件、现场人数，以及转运路程远近等做出评估后，再选择适当的搬运方法。

（2）所有家政服务员要听一人指挥，协同行动。

（3）家政服务员从下蹲到站起的过程中，头颈部和腰背部都要挺直，且尽量靠近伤者，借助大腿的力量站起，以防腰背部扭伤。

（4）一般情况下，伤者采取仰卧位，昏迷伤者的头应偏向一侧。对有颈部损伤者，应由专人保护其头颈部，以防其头颈部屈曲扭转。

（5）怀疑伤者有脊柱损伤时，不要擅自移动该伤者，以免加重损伤。若必须移动该伤者（如有迫在眉睫的危险），应至少有两名家政服务员在场，其中一人可以使该伤者的头部与脊柱保持在同一轴线上。

（6）搬运过程中应当严密观察伤者意识、呼吸、心跳的变化，随时准备抢救。

（7）用交通工具运输时，必须固定好担架，以防交通工具在启动或刹车时碰伤伤者。

（8）只要条件允许，尽量用担架搬运伤者。

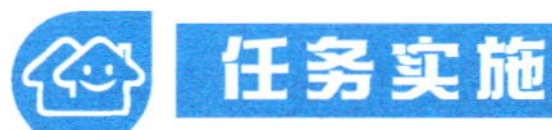

任务实施

结合本任务所学知识，根据表 2-5 完成任务实施。

表 2-5　任务实施活动表

类别	任务描述
理论回顾	回顾搬运术的概念、搬运原则、常用的搬运方法和搬运术的注意事项
模拟操作	（1）学生自由分组，每组 6～8 人 （2）根据任务导入的情景，组员扮演家政服务员小王、小赵和伤者刘爷爷进行情景模拟 （3）情景模拟的内容至少包括以下方面：小王、小赵分别采用单人搬运法和双人搬运法对刘爷爷进行不同方法的搬运 （4）其余组员仔细观看，并提出点评意见
思考总结	根据点评意见，总结模拟操作的不足之处，并做出改正
	总结本任务学习中遇到的难题及其解决方法
	总结本任务的学习收获与感受

项目检测

一、填空题

1. ________是现场急救中应用机会最多、最易掌握、最快捷、最有效的即刻止血法，可用于大部分外出血的止血。

2. 绷带包扎的基本方法有________、________、________、________、“8”字包扎法、回返包扎法等。

3. 因摔倒导致的上臂骨折，固定时应将肘关节屈曲________，用三角巾或布带将上肢悬吊固定于胸前。

4. 对单侧下肢有轻伤但没有骨折，两侧或一侧上肢没有受伤，在协助下能行走的伤者，若现场只有一名家政服务员，可采取________法进行搬运。

二、单选题

1. 若某一伤者上臂受伤出血，血色鲜红，血流速度快，则其伤到的血管可能是（　　），正确的止血方法是（　　）。

A. 静脉，在伤口的远心端压迫止血

B. 动脉，在伤口的远心端压迫止血

C. 静脉，在伤口的近心端压迫止血

D. 动脉，在伤口的近心端压迫止血

2. 下列有关包扎注意事项的表述，错误的是（　　）。

A. 包扎时松紧要适宜

B. 包扎时不可轻易取出伤口内异物

C. 包扎时，若出现手指、足趾不能活动的现象，应维持包扎方式不动，避免二次损伤

D. 解除包扎时应先解开固定结或取下胶布，再两手相互传递松解

3. 骨折固定时，夹板的长度应（　　）。

A. 平齐骨折处上、下关节　　B. 不超过骨折处上、下关节

C. 平齐骨折处上关节，超过下关节　　D. 超过骨折处的上、下关节

4. 搬运意识不清的伤者时，若现场有两名家政服务员，则应采取（　　）。

A. 椅托式搬运法　　B. 拉车式搬运法

C. 轿杠式搬运法　　D. 双人扶行法

三、简答题

1. 简述肩部受伤时常用的三角巾包扎法。

2. 简述小腿骨折常用的固定方法。

3. 简述搬运的注意事项。

项目学习成果评价

结合自身的学习情况，按照表 2-6 中的评价标准对本项目的学习成果进行自评，并请任课教师进行评价。

表 2-6　项目学习成果评价表

<table>
<tr><td>班级</td><td></td><td>组号</td><td></td><td>日期</td><td></td></tr>
<tr><td>姓名</td><td></td><td>学号</td><td></td><td>任课教师</td><td></td></tr>
<tr><td>项目名称</td><td colspan="5">练“救”技能，缓解伤痛——外伤基本急救技术</td></tr>
<tr><td rowspan="2">评价项目</td><td rowspan="2" colspan="2">评价标准</td><td rowspan="2">分值</td><td colspan="2">评分</td></tr>
<tr><td>自评分</td><td>师评分</td></tr>
<tr><td rowspan="3">知识</td><td colspan="2">掌握止血术、包扎术、固定术和搬运术常用的操作方法</td><td>20</td><td></td><td></td></tr>
<tr><td colspan="2">熟悉包扎原则、固定原则和搬运原则，止血术、包扎术、固定术和搬运术的注意事项</td><td>10</td><td></td><td></td></tr>
<tr><td colspan="2">了解常用的止血方法、包扎方法、固定方法和搬运方法的适用对象</td><td>10</td><td></td><td></td></tr>
<tr><td rowspan="2">技能</td><td colspan="2">能够快速、准确地判断伤者的受伤情况，并选择最适宜的急救方法</td><td>20</td><td></td><td></td></tr>
<tr><td colspan="2">能够娴熟、规范、快速地实施外伤基本急救措施</td><td>20</td><td></td><td></td></tr>
<tr><td rowspan="2">素质</td><td colspan="2">具有团队精神，积极参与每项任务实施，与小组成员配合良好</td><td>10</td><td></td><td></td></tr>
<tr><td colspan="2">具有守护伤者安全的职业意识和对家政服务员的职业认同感</td><td>10</td><td></td><td></td></tr>
<tr><td colspan="3">合计</td><td>100</td><td></td><td></td></tr>
<tr><td colspan="3">总分（自评分×40%+师评分×60%）</td><td colspan="3"></td></tr>
<tr><td>自我评价</td><td colspan="5"></td></tr>
<tr><td>教师评价</td><td colspan="5"></td></tr>
</table>

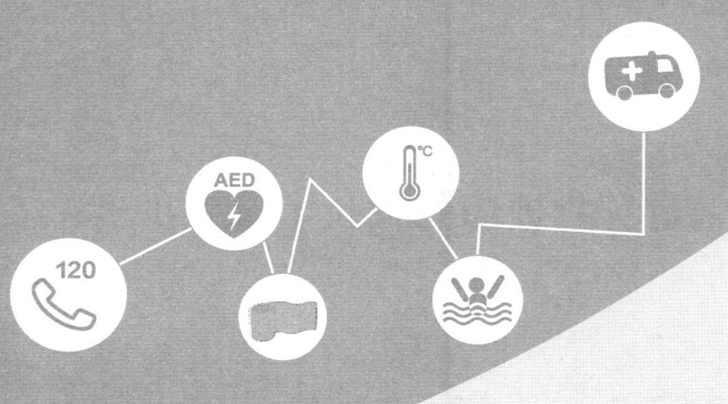

项目三

遇险不慌，会救敢救
——常见意外伤害急救技术

知识目标

☞ 掌握气道异物梗阻、烧伤、触电、咬伤和蜇伤、急性中毒、淹溺、中暑的急救方法。

☞ 熟悉气道异物梗阻、烧伤、触电、咬伤和蜇伤、急性中毒、淹溺、中暑的发生原因和主要表现。

技能目标

☞ 能够快速、准确地评估个体发生意外伤害时的受伤情况。

☞ 能够根据个体的受伤情况为其选择适宜的急救方法，并规范、快速地实施急救。

素质目标

☞ 具有救死扶伤的人道主义精神和职业精神。

☞ 具有高度的责任心和慎独精神。

任务一　掌握气道异物梗阻急救技术

任务导入

6 岁的男孩乐乐坐在家中的餐椅上用餐，他一边目不转睛地盯着电视屏幕上的动画片，一边享用着美味的饭菜。动画片里有趣的情节逗得乐乐不时发出“咯咯”的笑声。突然，乐乐两只手紧紧抓住脖子，两只脚猛烈地蹬着餐椅，满脸通红，呼吸急促。

在厨房打扫卫生的家政服务员张阿姨听到响动后，立刻放下手中的工具冲到乐乐身边。看到乐乐的状况，张阿姨迅速判断出乐乐是被食物阻塞了气管。于是，她将乐乐从餐椅上抱下，站到他的背后准备实施急救。

任务描述

请根据本任务所学知识选择合适的急救方法，救助男孩乐乐。

一、气道异物梗阻的概述

气道异物梗阻是生活中常见的意外事件之一。人体咽喉部有一结构称为会厌软骨，可以上下摆动。在人体正常吞咽过程中，会厌软骨会闭合盖住气道，从而确保食物能顺利进入食管，如图 3-1 所示。若吞咽时会厌软骨未能及时闭合盖住气道，则会导致食物或其他异物不慎进入气道，从而造成不同程度的气道阻塞。这种阻塞可能引发通气障碍、缺氧，甚至窒息死亡的危急情况。气道异物梗阻多发生于婴幼儿和老年人。

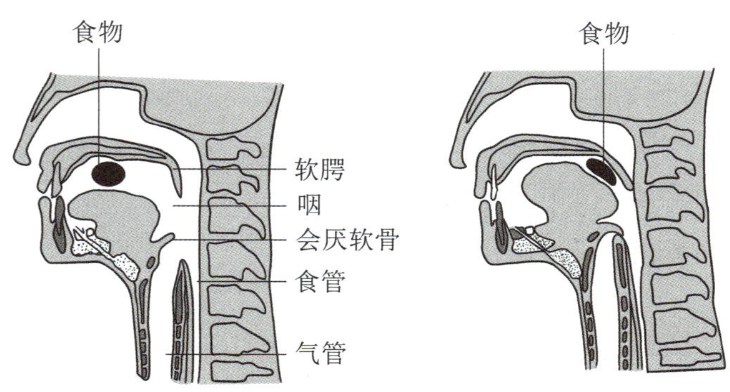

图 3-1　进食时会厌软骨的变化

（一）气道异物梗阻的发生原因

1. 生理因素

（1）婴幼儿牙齿发育不全，咀嚼功能尚未完善，易将较粗大的异物误吸入气管。此外，婴幼儿喉部保护性反射功能不健全，咳嗽能力较弱，不易把误入气道的异物立即咳出。

（2）老年人出现咀嚼功能不良、吞咽功能降低、咽反射减弱等表现，可能会使食物或脱落的牙齿、义齿等误入气道。

2. 饮食因素

（1）儿童将异物放入口中玩耍，或进食时运动、受惊、讲话、大笑、哭闹等。

（2）成人进食过快，或进食时大笑、说话等。

（3）食用一些易引起梗阻的食物，如果冻、花生、瓜子、梅子等。

急救互动坊

请同学们以小组为单位，讨论在日常生活中如何降低儿童口含异物的风险？

3. 疾病因素

神经系统损伤者（如中风、帕金森病、脑瘫或痴呆患者）、呼吸系统疾病患者、药物麻醉者存在较高的气道异物梗阻风险。

（二）气道异物梗阻的主要表现

1. 气道部分梗阻

气道部分梗阻者能轻微咳喘或用力咳嗽，能说话或呼喊，吸气时会发出尖锐哮鸣音，但仍能呼吸。

2. 气道完全梗阻

气道完全梗阻者无法说话、咳嗽、呼吸或哭泣，口唇、耳朵、手指、脚趾皮肤青紫，神色恐慌；单手（或双手）紧紧抓住自己的颈部，摆出“V”形手势(此为气道异物梗阻者的典型体征，如图3-2所示)。若不能及时解除梗阻，梗阻者将丧失意识，甚至窒息死亡。

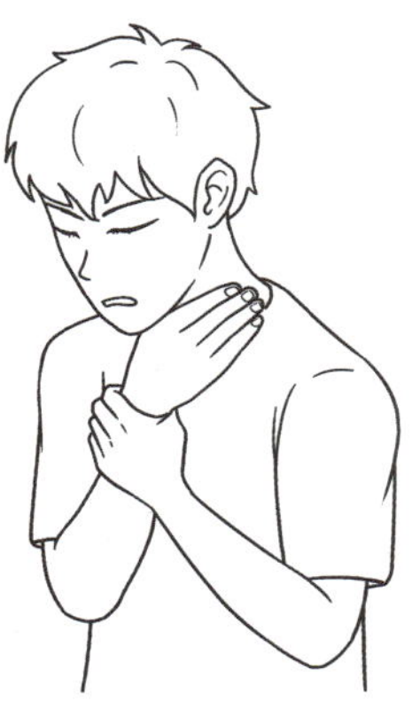

图3-2　气道异物梗阻者的“V”形手势

二、气道异物梗阻的急救方法

（一）成人与 1 岁以上儿童气道异物梗阻的急救方法

对于气道部分梗阻者，可鼓励其自行清理气道，引导其用力咳嗽以清除异物，避免发展为气道完全梗阻。其间要密切关注梗阻者的呼吸情况，直至异物被咳出，呼吸恢复正常。

对于气道完全梗阻者，可采用背部叩击法、腹部冲击法和胸部冲击法，具体内容如下。

1. 背部叩击法

背部叩击法适用于意识清醒的成人和儿童梗阻者。

操作方法：家政服务员站在梗阻者身后，用一只手支撑其胸部，让其身体前倾，用另一只手的掌根在梗阻者两肩胛骨之间用力叩击（最多 5 次），每次叩击后注意观察异物是否被排出，如图 3-3 所示。若背部叩击不成功，应立即实施腹部冲击法。

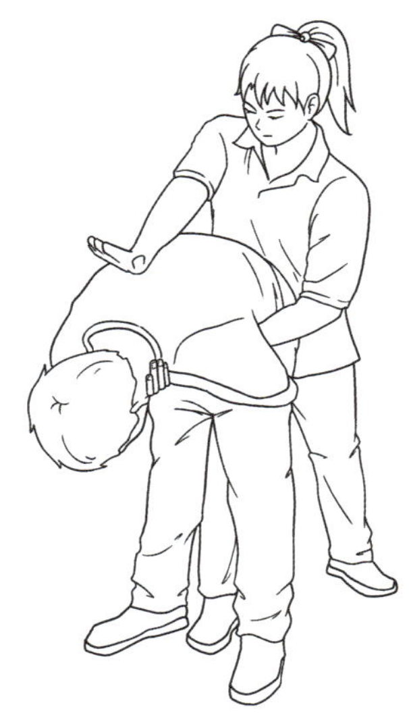

图 3-3　背部叩击法

2. 腹部冲击法

腹部冲击法又称为海姆利希法，适用于意识清醒的成人和儿童梗阻者。

操作方法：首先，让梗阻者呈站立位，家政服务员站在其身后，一足置于其双足之间，双臂环抱其腰部，使其稍稍弯腰、头部前倾；其次，一手握拳，放在梗阻者肋骨底部与肚脐之间的腹部，另一手抓住握拳的手，快速向内、向上冲击腹部，反复冲击（最多 5 次）直至异物排出，如图 3-4 所示。若腹部冲击不成功，应立即拨打急救电话，然后持续交替进行 5 次背部叩击和 5 次腹部冲击，直至异物排出或梗阻者失去意识。

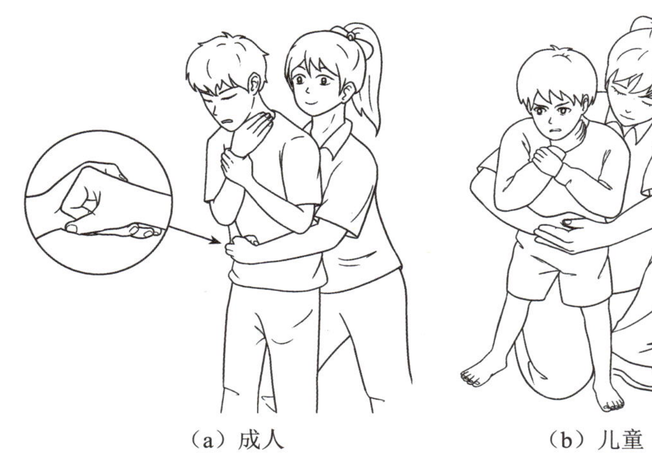

（a）成人

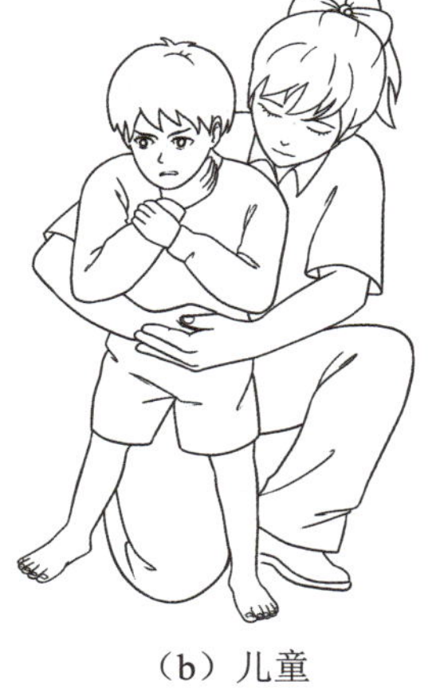

（b）儿童

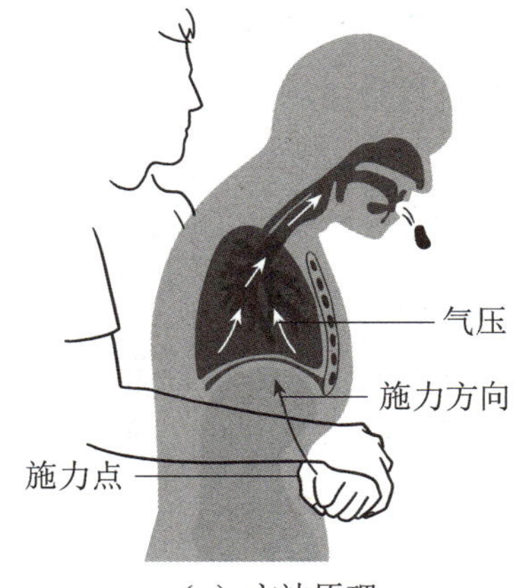

（c）方法原理

图 3-4　腹部冲击法

急救便利贴

若梗阻者由于长时间气体交换障碍而失去意识，且出现呼吸异常，应立即开始心肺复苏，这是因为胸外按压或人工呼吸可能会使气道中的异物发生移动，有助于重新建立呼吸。

3．胸部冲击法

胸部冲击法适用于孕妇或过度肥胖者。

操作方法：首先，让梗阻者呈站立位（或坐位），家政服务员站在其身后，一足置于其双足之间，双臂经腋下环抱其胸部；其次，一手握拳，拇指侧顶住梗阻者胸骨中部（注意避开剑突和肋骨下缘），另一手握住拳头，向后冲击，重复动作直至异物排出或梗阻者失去意识，如图 3-5 所示。

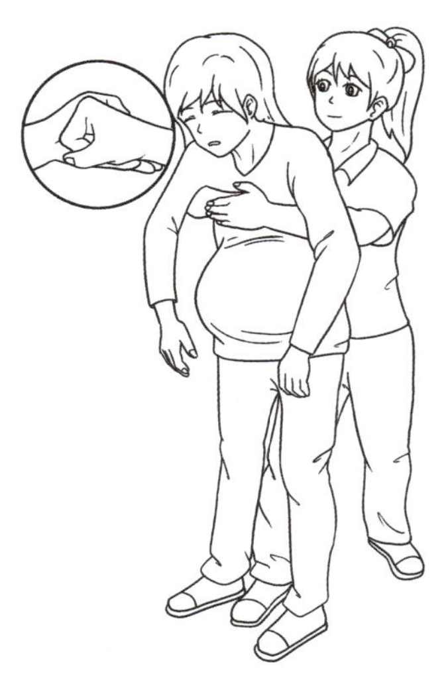

图 3-5　胸部冲击法

（二）1 岁以下婴儿气道异物梗阻的急救方法

怀疑婴儿发生气道异物梗阻时，若婴儿咳嗽有力，则应鼓励其连续自主咳嗽，直至将异物咳出。若婴儿咳嗽无力或呼吸困难明显，应立即采取解除气道梗阻措施，可采用叩背/冲胸法。

（1）背部叩击：首先，家政服务员取坐位（或单膝跪地），前臂放于大腿上，使婴儿俯卧于前臂上，手指张开托住其下颌并固定其头部，保持头低位；其次，用另一手的掌根

部在婴儿背部肩胛区用力叩击（最多 5 次），如图 3-6（a）所示。如果背部叩击结束后仍无异物排出，则继续实施胸部冲击。

（2）胸部冲击：首先，叩背结束将手放于婴儿背部，手指托住其头颈部，双手协作小心地将其翻转过来，使其仰卧于另一手的前臂上；其次，将前臂置于大腿上，仍维持头低位，用另一手两指快速、冲击性按压婴儿胸部中央，每秒冲击 1 次，连续冲击 5 次，如图 3-6（b）所示。若能看到患儿口或鼻中有异物，可小心将其取出；若不能看到异物，应立即拨打急救电话，同时继续重复上述动作，直到异物排出或婴儿失去意识。

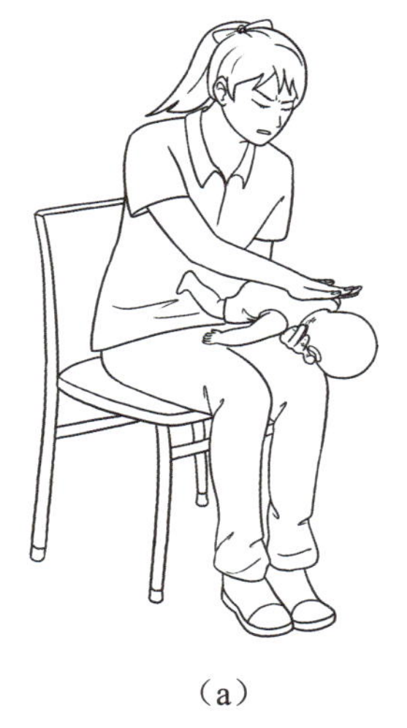
（a）

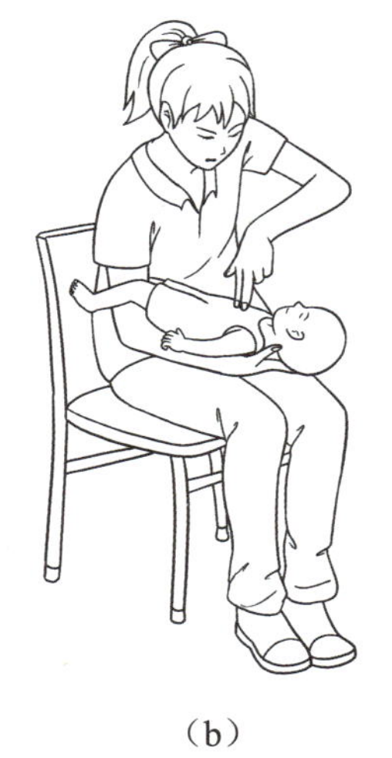
（b）

图 3-6　叩背/冲胸法

气道异物梗阻的急救方法

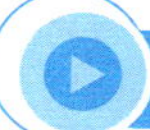
急救家政通

急救显身手，竞技展风采

2024 年以来，河北省妇联积极推进“河北福嫂·燕赵家政”工程提质扩容，先后组织 540 余家家政企业走进 1 000 多个社区、农村，开展“培训＋服务”活动 1.18 万场，累计带动 4.8 万名妇女就业。2024 年 10 月 10 日至 12 日，“河北福嫂·燕赵家政”职业技能培训大赛顺利举办。比赛期间，150 名参赛选手来到河北女子职业技术学院，在母婴护理、养老护理、家政服务、整理收纳、家政培训师、家政职业经理人等 6 个不同项目中，“秀”出真功夫。

在母婴护理考场，评委向一位参赛选手提问：“如果一个 8 个月的宝宝发生异物卡喉，应如何进行急救？”来自张家口的母婴护理工作者郭彦希，边口述边操作，熟练

地回答道："如果宝宝不能咳嗽或呼吸，就在他们的肩胛骨之间用力叩击 5 下。如果背部叩击不成功，就把孩子翻过来，在他们的胸部中央进行冲击……"

参加技能大赛让自己开阔了眼界，郭彦希告诉记者，"这次见到不少经验丰富、专业过硬的姐姐、阿姨，我得向她们学习，不断提升自己的技能"。

大赛总裁判长、河北省家政行业协会常务副会长黄伟在比赛现场表示，会针对家政行业发展的新趋势、新变化，适时调整竞赛内容，希望通过比赛，帮助家政从业者及时捕捉市场需求，精准提升技能。

资料来源：林福盛、方童，《拼家政技能，她们"秀"出真功夫》，人民网，2024 年 10 月 24 日，有改动

任务实施

结合本任务所学知识，根据表 3-1 完成任务实施。

表 3-1　任务实施活动表

类别	任务描述
理论回顾	回顾气道异物梗阻的发生原因、主要表现，成人与 1 岁以上儿童气道异物梗阻的急救方法，1 岁以下婴儿气道异物梗阻的急救方法
模拟操作	（1）学生自由分组，每组 6～8 人 （2）根据任务导入的情景，组员扮演家政服务员张阿姨和梗阻者乐乐进行情景模拟 （3）情景模拟的内容至少包括以下方面：① 张阿姨评估、判断乐乐的情况；② 张阿姨选择并采取正确的急救方法对乐乐施救 （4）其余组员仔细观看，并提出点评意见
思考总结	根据点评意见，总结模拟操作的不足之处，并做出改正
	总结本任务学习中遇到的难题及其解决方法
	总结本任务的学习收获与感受

任务二　掌握烧伤急救技术

任务导入

一天，家政服务员小李在厨房为王爷爷准备午餐时，突然听到客厅传来玻璃摔碎的声音。小李赶忙跑到客厅，只见茶水壶的玻璃碎片散落一地，而王爷爷则坐在一旁，表情痛苦，不停呻吟。

小李立即上前检查，发现王爷爷腿部和脚部的皮肤微微泛红。经过询问，小李得知原来是王爷爷想喝茶，但在端起茶水壶的时候手抖了一下，又因为茶水壶的手柄较滑，未能握紧，使得茶水壶掉落在地，里面的开水溅到了他的腿和脚上。随后，小李迅速对王爷爷的伤势进行紧急处理。

任务描述

请根据本任务所学知识选择合适的烧伤急救方法，处理王爷爷的伤势。

一、烧伤的概述

（一）烧伤的发生原因

烧伤是由热力学因素（火焰、热液、蒸气、热固体等）、腐蚀性化学物质（强酸、强碱等）、辐射（放射性物质、太阳等）和电所导致的人体组织损伤，其中，由热液、蒸汽或热固体导致的烧伤又称为烫伤。本任务主要讲解由热力学因素所致的烧伤。

（二）烧伤的主要表现

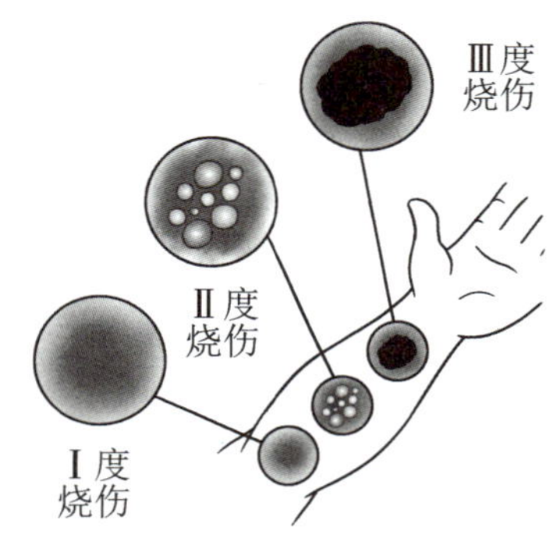

图 3-7　烧伤程度分类

根据组织损伤的程度，烧伤可分为Ⅰ度烧伤、Ⅱ度烧伤和Ⅲ度烧伤，如图 3-7 所示。其中，Ⅰ度烧伤为最轻的烧伤，烧伤部位的皮肤轻度红肿、干燥、无水疱、痛感明显；Ⅱ度烧伤为中度烧伤，烧伤部位的皮肤红肿、有水疱、痛感明显；Ⅲ度烧伤为最严重的烧伤，烧伤部位的皮肤呈灰色或红褐色，甚至变黑，由于神经受到损伤，Ⅲ度烧伤时反而可能

感觉不到疼痛，如表 3-2 所示。

表 3-2　烧伤的分度

烧伤程度		烧伤深度	主要表现
Ⅰ度烧伤		表皮浅层	皮肤轻度红肿、干燥、无水疱、痛觉明显
Ⅱ度烧伤	浅Ⅱ度烧伤	表皮全层、真皮浅层	局部组织水肿、发红，形成大水疱，痛觉剧烈
	深Ⅱ度烧伤	真皮深层	创面浅红或红、白相间，痛觉迟钝
Ⅲ度烧伤		皮下组织，甚至肌肉、骨骼	创面焦黄或蜡白，甚至碳化，干硬如皮革，痛觉消失

二、烧伤的急救方法

（一）脱离热源

若烧伤者遭遇明火，家政服务员应帮助其尽快脱离火源，可为其脱去燃烧衣物或指导其采用就地翻滚、用水浇淋或跳入水池等方式灭火，也可用非易燃性厚实物品如湿棉被、湿毛毯等覆盖着火部位，以隔绝空气达到灭火目的。

急救便利贴

着火时，嘱烧伤者勿奔跑，以避免风助火势，导致头面部烧伤或吸入性损伤。

（二）冷却伤口

对于中小面积烧伤者，特别是四肢烧伤者，应尽快用清洁的自来水为其冲洗或浸泡伤处（水温一般为 15～20 ℃），如图 3-8（a）所示。一般至伤处感觉不痛或疼痛显著减轻为止，多需 0.5～1 h。

（三）保护创面

若衣物没有粘连在皮肤上，应直接将烧伤部位的衣物脱掉；若衣物粘连在皮肤上，应迅速用冷水冲淋后剪开衣物取下，禁止强力剥脱，以免造成水疱、皮肤撕脱而发生二次损伤，如图 3-8（b）所示。

（四）防止感染

使用干净布类简单包扎或用清洁的衣服、被单等覆盖烧伤部位，以免创面发生感染或二次损伤，如图 3-8（c）所示。有条件时，使用能保持水分、易贴合伤口且不粘连的敷料

（如水凝胶）覆盖烧伤部位。

（五）及时就医

简单包扎后，应迅速带烧伤者到医院接受进一步的检查和治疗。

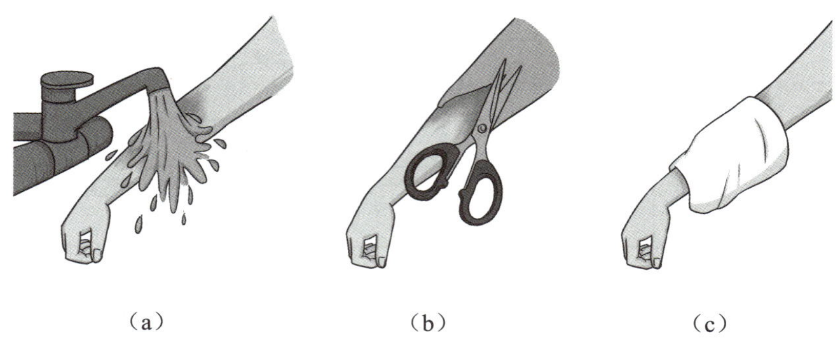

（a）　（b）　（c）

图 3-8　烧伤的急救措施

急救便利贴

（1）冲洗水流不宜过大，以免水疱破裂。

（2）切勿揉搓、挤压烧伤部位的皮肤。

（3）烧伤发生后，越早进行冷却治疗越好。若烧伤部位的水疱已破，则不可进行冷却治疗，以免发生感染。

（4）冬天进行冷却治疗时，应注意身体其他部位的保暖。

（5）切勿在创面涂抹红药水、紫药水等有色药液，以免影响医生对烧伤程度的判断；也不能涂抹酱油、牙膏等，以免发生感染。

急救知识窗

化学烧伤的急救方法

化学烧伤包括强酸烧伤、强碱烧伤等化学物质烧伤，与热烧伤不同的是，其主要致伤机制为化学物质本身对皮肤或黏膜的持续腐蚀作用，以及化学反应过程中放热导致的热损伤。对于化学烧伤的院前急救，总的原则是立即去除被化学物质污染的衣物，并尽快使用大量流动清水冲洗。基本急救方法如下：

（1）在未明确具体化学物质种类的情况下，应立即脱去被化学物质污染的衣物，并尽快清除烧伤创面表面的化学物质，避免残留化学物质对创面组织造成进一步的损伤。

（2）使用流动清水持续冲洗患处 0.5～2 h，若条件允许，还可通过测量冲洗液的 pH 值来辅助判断冲洗是否充分。

需要注意的是，避免将中和剂应用于化学烧伤后创面的急救处理。这是因为大部分中和剂存在毒性，在中和反应过程中还会释放大量热量，从而加重组织损伤。

资料来源：中华医学会烧伤外科学分会，
《Ⅱ度烧伤创面治疗专家共识（2024 版）Ⅰ：院前急救和非手术治疗》，
《中华烧伤与创面修复杂志》2024 年第 1 期，有改动

任务实施

结合本任务所学知识，根据表 3-3 完成任务实施。

表 3-3　任务实施活动表

类别	任务描述
理论回顾	回顾烧伤的发生原因、主要表现和急救方法
模拟操作	（1）学生自由分组，每组 6～8 人 （2）根据任务导入的情景，组员扮演家政服务员小李和烧伤者王爷爷进行情景模拟 （3）情景模拟的内容至少包括以下方面：① 小李评估、判断王爷爷的伤情；② 小李选择并采取正确的急救方法对王爷爷施救 （4）其余组员仔细观看，并提出点评意见
思考总结	根据点评意见，总结模拟操作的不足之处，并做出改正
	总结本任务学习中遇到的难题及其解决方法
	总结本任务的学习收获与感受

任务三　掌握触电急救技术

任务导入

一天，明明的父母临时有事外出，无法等到家政服务员小赵上门，便将 6 岁的明明独自留在家中。明明平时经常看到父母先将电源插头插入插座，再打开电视开关的动作。于是，受好奇心和探索欲的驱使，明明试图模仿父母的动作打开电视。但他的小手不够稳定，插头没有完全对准插座的孔位。在他用力推插的一瞬间，由于手指触

碰到裸露的金属部分，一股强烈的电流瞬间通过他的身体。

明明感到一股剧痛，全身麻木，他惊恐地尖叫起来，但声音因电流的影响而变得微弱。电流的作用让明明失去平衡，他抽搐着倒在地上，手中的插头也随之掉落。幸运的是，家政服务员小赵刚好赶来。她打开门时，发现家中一片狼藉，明明躺在地上，脸色苍白，意识模糊。结合曾经所学的知识，小赵立即判断明明发生了触电。

任务描述

请根据本任务所学知识选择合适的急救方法，救助男孩明明。

一、触电的概述

触电又称电击伤，是指人体无保护地接触电源，或高压电经过空气或其他导电介质通过人体时引起的组织损伤和功能障碍。

（一）触电的发生原因

（1）缺乏安全用电常识，违反操作规程。

（2）自行安装电器；电器及线路未经定期检查维修，出现漏电；意外事故触电，如雷电击中、电线断裂落在人体上等。

（二）触电的主要表现

触电对人体的损伤程度与电压高低、电流强弱、电流类型、通电时间、接触部位、电阻大小等有密切关系，电压越高、电流越大、通电时间越长，对人体造成的损伤就越大。

1．全身表现

轻者仅表现为接触部位的刺痛感和肌肉收缩、惊恐、面色苍白、头痛、头晕、心悸等；严重者可表现为呼吸困难、意识丧失，甚至呼吸和心搏骤停等。

2．局部表现

局部主要表现为触电部位的皮肤、肌肉、血管、神经，甚至骨组织受到不同程度的电烧伤。

3．并发症

可出现失明、耳聋、短期精神异常、肢体瘫痪、心律失常、继发性出血或血供障碍、局部组织坏死并继发感染、急性肾功能障碍、内脏破裂或穿孔等并发症。孕妇触电后可能发生流产。

二、触电的急救方法

（一）脱离电源

根据触电现场的情况，选择最安全、最迅速的方法帮助触电者脱离电源，具体方法包括关闭电源、挑开电线、切断电线和拉开触电者。

1．关闭电源

若电闸或电源插头在触电现场附近，应立即拉下电闸或拔除电源插头，如图 3-9 所示。

2．挑开电线

若电源为从高处垂落的电源线，应用干燥的木棒、竹竿等绝缘物将电线挑开，并妥善处置挑开的电线，如图 3-10 所示。

3．切断电线

若在野外或存在电磁场效应的触电现场，不能接近触电者，不便将电线挑开时，应用干燥绝缘的木柄利器（如刀、斧、锄头等）将电线切断，中断电流并妥善处理残端。

4．拉开触电者

若现场无任何可用的绝缘物时，可穿着胶鞋，用干燥的绝缘布类（如棉衣、棉被、围巾等）将手包裹好，站在干燥的木板上，将触电者拉开。

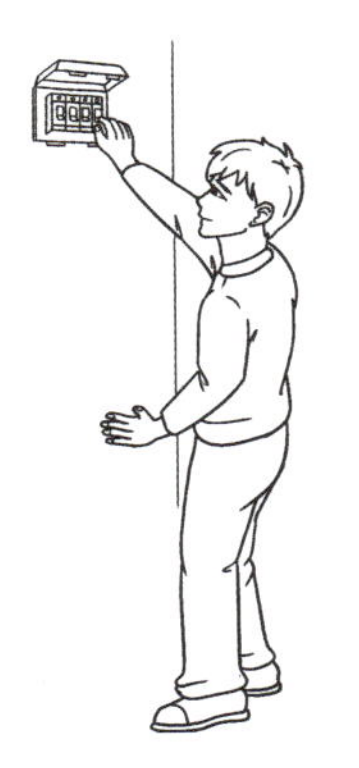

图 3-9　断开电源

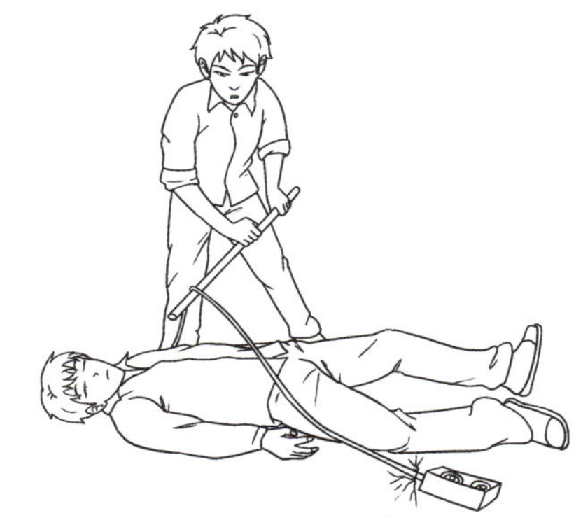

图 3-10　挑开电线

（二）现场急救

（1）将触电者转移至空气新鲜处，置于仰卧位，头偏向一侧，松解其衣领和腰带，打开气道。

（2）对意识清醒的触电者，应使其就地休息 1～2 h，同时密切观察其呼吸情况，暂时不要让其站立或走动，以减轻心脏负荷，促进身体恢复；对无意识（或反应）、呼吸异常

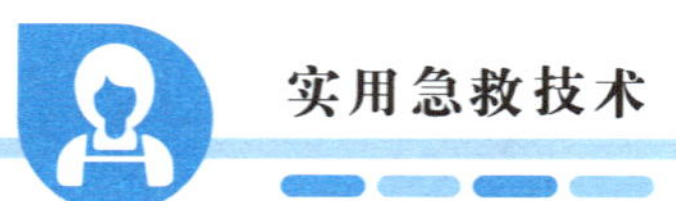

的触电者，应立即实施心肺复苏，且在专业医疗人员到达现场前不可轻易中止。

（三）及时送医

立即拨打急救电话，有条件时迅速将触电者送往附近医院进一步抢救及治疗。转运途中不能中断抢救，若专业医务人员赶到，应积极配合医务人员进行转运。

触电急救的注意事项

（1）家政服务员的动作一定要快，尽量缩短触电者的带电时间。

（2）切勿用手、金属和潮湿的导电物体直接触碰触电者的身体或与触电者接触的电源，以避免自身触电。

（3）挑开电线时力量要适当，防止因用力过猛不慎使带电电线伤害到在场的其他人员。

（4）拉开触电者时应注意防止其摔伤。

（5）进行心肺复苏时，不得轻易中断。

资料来源：李慧博、杨鸿光，《发生触电怎么办？这些急救小知识一定要知道》，人民网，2022 年 12 月 20 日，有改动

任务实施

结合本任务所学知识，根据表 3-4 完成任务实施。

表 3-4　任务实施活动表

类别	任务描述
理论回顾	回顾触电的发生原因、主要表现和急救方法
模拟操作	（1）学生自由分组，每组 6～8 人 （2）根据任务导入的情景，组员扮演家政服务员小赵和触电者明明进行情景模拟 （3）情景模拟的内容至少包括以下方面：① 小赵评估、判断明明的伤情；② 小赵选择并采取正确的急救方法对明明施救 （4）其余组员仔细观看，并提出点评意见
思考总结	根据点评意见，总结模拟操作的不足之处，并做出改正
	总结本任务学习中遇到的难题及其解决方法
	总结本任务的学习收获与感受

任务四　掌握咬伤和蜇伤急救技术

任务导入

一天下午，家政服务员李阿姨经过社区内的儿童游乐区时，突然看到一只未拴绳的宠物狗从一旁的绿化带中冲出，径直向正在玩耍的孩子们扑去。尽管孩子们迅速四散躲避，但由于狗的攻击速度极快，还是有一个小女孩的左腿不幸被咬伤。李阿姨立即上前安抚并查看小女孩的伤势。幸运的是，小女孩的伤势不重，并没有大量出血，李阿姨简单急救处理后，立即联系了小女孩的父母，同时将小女孩送往医院。

任务描述

请根据本任务所学知识选择合适的急救方法，对被咬伤小女孩实施急救。

自然界中很多动物能够利用其牙、爪、角、刺等展开袭击，造成人体咬伤、蜇伤和其他损伤（如过敏、中毒、继发感染、传染病等）。本任务主要讲解常见的犬、猫咬伤，蛇咬伤及蜂蜇伤。

一、犬、猫咬伤

（一）犬、猫咬伤的概述

人体被犬、猫咬伤后，在咬伤处可见有利牙撕咬形成的牙痕和伤口，并出现局部疼痛、出血和组织水肿。部分伤者在 8～24 h 后可出现伤口感染表现，如伤口疼痛加剧，周围渐次出现红肿、脓性分泌物。无严重感染及其他特殊情况下，全身症状一般比局部症状轻。

（二）犬、猫咬伤的急救方法

（1）压迫止血：若伤口流血，可对伤口直接压迫止血（详见项目二任务一）。一旦出血停止，立即冲洗伤口。

（2）冲洗伤口：若伤口不大，先用肥皂水（或其他弱碱性清洗剂）和一定压力的流动清水交替冲洗所有咬伤处约 15 min，再用无菌纱布或脱脂棉将伤口处残留液吸尽。有条件时，还可用生理盐水将伤口洗净，以免肥皂液或其他清洗剂残留，如图 3-11（a）所示。

彻底冲洗后用稀碘伏、白酒或75%的乙醇溶液擦拭消毒，如图3-11（b）所示。

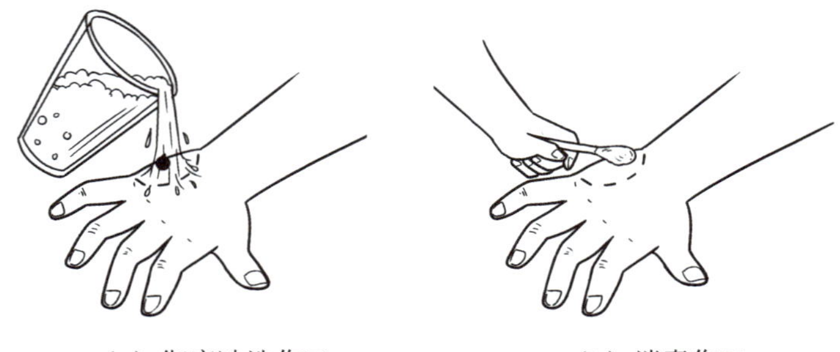

（a）彻底冲洗伤口　　（b）消毒伤口

图3-11　彻底冲洗与消毒伤口

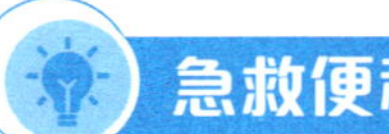

通过有效的伤口清洗加立即接种狂犬病疫苗并完成暴露后预防程序，99%以上的伤者可以存活。

（3）及时送医：简单处理后应立即将伤者送往医院接受进一步治疗。

了解狂犬病

狂犬病是指由狂犬病毒引发的急性传染病，病死率几乎达100%。狂犬病患者多数是因被患有狂犬病的宿主动物（多为犬、狼、猫等肉食动物）咬伤、抓伤、舔舐黏膜或者破损皮肤处，或者其身上的开放性伤口、黏膜直接接触含有狂犬病病毒的唾液或者组织而发病。

根据《狂犬病暴露预防处置工作规范（2023年版）》，个体被咬伤后，应立即处置伤口并尽早接种狂犬病疫苗。推荐的免疫程序仅限于国家已批准使用相应程序的狂犬病疫苗产品，主要有5针免疫程序和“2—1—1”免疫程序。

（1）5针免疫程序：于第0（注射当天，下同）、3、7、14、28天各注射狂犬病疫苗1剂次，共注射5剂次。

（2）“2—1—1”免疫程序：于第0天注射狂犬病疫苗2剂次（左、右上臂三角肌各注射1剂次），第7、21天各注射1剂次，共注射4剂次。

二、蛇咬伤

（一）蛇咬伤的概述

蛇分为毒蛇和无毒蛇。毒蛇咬伤的表现因蛇的种类或毒素的种类和含量等不同而异，主要表现为神经毒性三联征（双侧眼睑下垂、下行性麻痹和呼吸困难）、血液毒性三联征（蛇毒诱发的消耗性凝血病、局部出血和全身性出血）和细胞毒性三联征（严重疼痛、进行性肿胀和组织损伤）。无毒蛇咬伤的主要表现为轻度疼痛、有牙痕或撕裂伤，局部轻微反应性水肿或少量出血，通常在 24～36 h 消退，少数有致命风险。此外，部分被蛇咬伤者可出现非特异性全身表现，如恶心、呕吐、乏力、腹痛、头晕、头痛、发热、出汗或腹泻等。

急救便利贴

蛇毒诱发的消耗性凝血病是一种凝血功能障碍，主要表现为伤口渗血甚或流血不止，皮肤出现血点、瘀点、瘀斑，牙龈出血，呕血、黑便，咯血，血尿等，严重者发生脑等重要器官出血，甚至诱发低血容量性休克等。

急救知识窗

毒蛇咬伤和无毒蛇咬伤的判断

（1）蛇形：毒蛇的头部多数呈三角形，其口腔内有一对毒牙，身上有彩色花纹，尾短而细，如图 3-12 所示；无毒蛇的头部多数呈椭圆形，口腔内无毒牙，身上色彩单调，尾细而长，如图 3-13 所示。

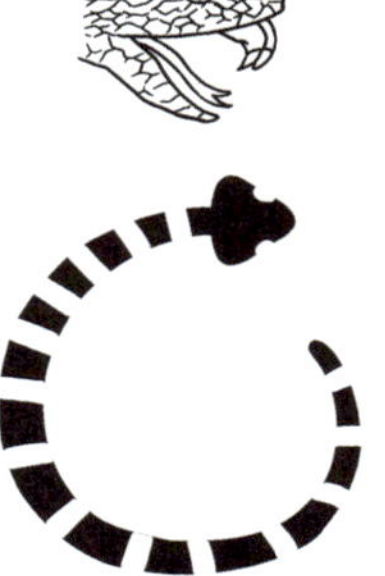

图 3-12　毒蛇的外形

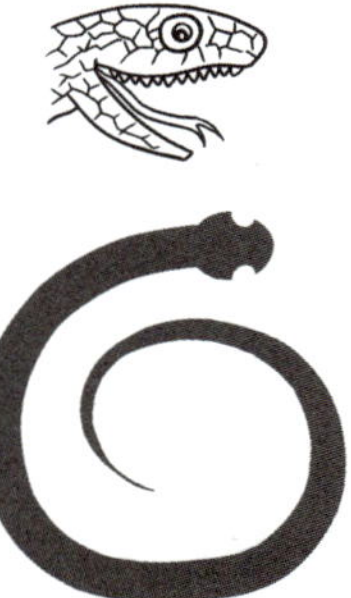

图 3-13　无毒蛇的外形

(2) 牙痕：毒蛇咬伤的伤口表面常有一对大而深的牙痕，或两列小牙痕上方有一对大牙痕，有的大牙痕里甚至留有断牙，如图 3-14 所示。无毒蛇咬伤的牙痕比较浅而细小，个数较多，间距较密，呈锯齿状或弧形两排排列，如图 3-15 所示。

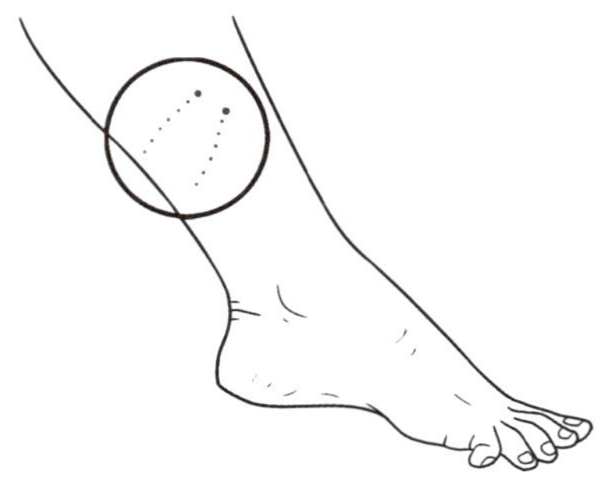

图 3-14　毒蛇的咬伤牙痕

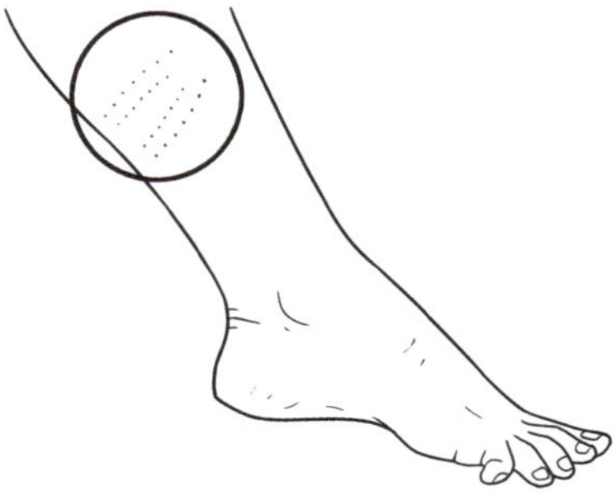

图 3-15　无毒蛇的咬伤牙痕

需要注意的是，若一时无法判断是否为毒蛇咬伤，应先在紧急处理后立即送至医院。

（二）蛇咬伤的急救方法

（1）脱离：立即协助伤者离开发生咬伤的区域。若遇有蛇咬住伤者不放，可用棍棒或其他工具驱赶，以促使伤者脱离险境；若伤者是被水中蛇咬伤，应立即将伤者移送到岸边或船上，以免毒性发作导致淹溺。

（2）认蛇：尽量记住蛇的基本特征，如蛇的形态、头型、体纹、颜色等，条件允许时，可拍摄致伤蛇的照片以备医务人员辨认。需要注意的是，切勿企图捕杀致伤蛇，以免二次受伤。

急救便利贴

急救时应避免以下行为：裸手捡拾或触碰看似死亡的蛇、等待症状发作以确定是否中毒、用刀切开伤口（牙痕）、企图用口吸出毒素、冰敷伤口或将伤口浸入冰水中、饮酒止痛或喝咖啡饮料、烧灼伤口等。

（3）镇定：被蛇咬伤后，伤者的紧张、恐慌等情绪会加速血液循环，促进毒素吸收。应嘱伤者保持冷静，平复情绪，并告知伤者中毒症状需要一定时间才发生，及时救治是可痊愈的。

（4）呼救：尽快送去医院是被蛇咬伤后最有效的急救措施，应立即拨打急救电话，快

速将伤者送往就近医疗机构或有蛇伤救治能力的医院，切忌等到中毒症状发作再送医。

（5）解压：及时去除伤者受伤肢体上的受限物品，如戒指、手镯、手表、脚链、较紧的衣（裤）袖、鞋子等，以防后续肿胀使得这些物品无法去除，从而加重局部伤害。

（6）制动：活动有促进毒素吸收的风险，被蛇咬伤后应尽量全身性制动，尤其是受伤肢体，可用夹板或就地取材固定伤肢以保持制动；伤者保持坐位或斜靠位，受伤部位或肢体处于相对低位（保持在心脏水平以下），以减少回心血量，减缓毒素吸收或扩散。

（7）包扎：对伤者无绝对安全有效的包扎方法。绷带加压固定是唯一推荐用于神经毒类毒蛇（金环蛇、银环蛇等）咬伤的急救方法，即在咬伤部位近心端绑扎，松紧度以能插入一根手指为宜，如图 3-16 所示。绑扎后，每隔 15～20 min 松解 1～2 min，以免影响血液循环造成局部组织坏死。

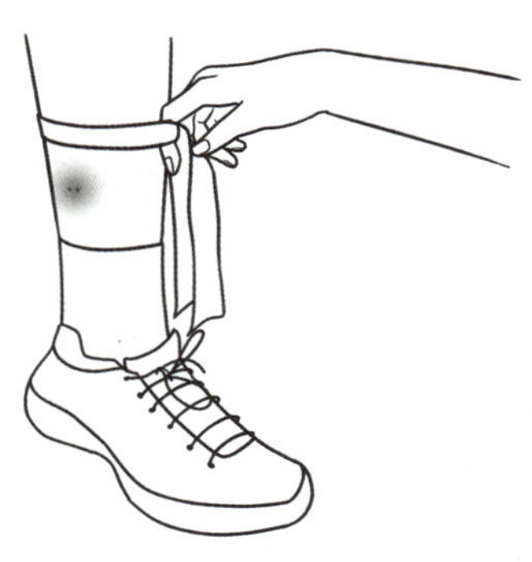

图 3-16　蛇咬伤后的包扎

（8）防窒息：若伤者感觉恶心，有发生呕吐的风险，应将伤者置于侧卧位。

（9）复苏：若伤者无意识（或反应）、呼吸异常，应立即实施心肺复苏。

急救便利贴

蛇咬伤现场仅做非创伤性急救，避免或减少对伤者的额外伤害。同时，不应延误送医时间，应尽快将伤者运送到有救治条件的医疗机构，即遵循“不伤害、不延误”的原则。

三、蜂蜇伤

（一）蜂蜇伤的概述

常见的蜂蜇伤包括蜜蜂蜇伤、黄蜂蜇伤等。根据蜂的种类不同，蜇伤的症状各有不同，轻度蜇伤会出现伤处灼痛、肿胀、发红、瘙痒；严重蜇伤尤其是蜇伤头面部时，可出现头晕、腹痛、恶心、呕吐、全身皮疹，甚至引起哮喘、呼吸困难、昏迷等。

蜂蜇伤

（二）蜂蜇伤的急救方法

（1）清除断刺：仔细检查伤口，若毒刺尚留在伤口内，应尽快将其取出，可用扁平的物体（如银行卡或刀子的钝面）轻轻地刮擦蜇伤部位。若无法将毒刺取出，应寻求医疗救助。

急救便利贴

在清除断刺时，避免使用针、镊子、手指或任何其他可以刺穿或压住毒液囊的物体，以免加重伤口症状。

（2）冲洗伤口：用流动的清水或生理盐水彻底冲洗伤口，若能确定蜇伤的蜂类，则可用特定的液体冲洗。一般来说，若为蜜蜂蜇伤（毒液呈酸性），可用肥皂水等弱碱性液体洗敷伤口，以中和毒液；若为黄蜂蜇伤（毒液呈碱性），可用食醋等弱酸性液体洗敷伤口，如图 3-17 所示。

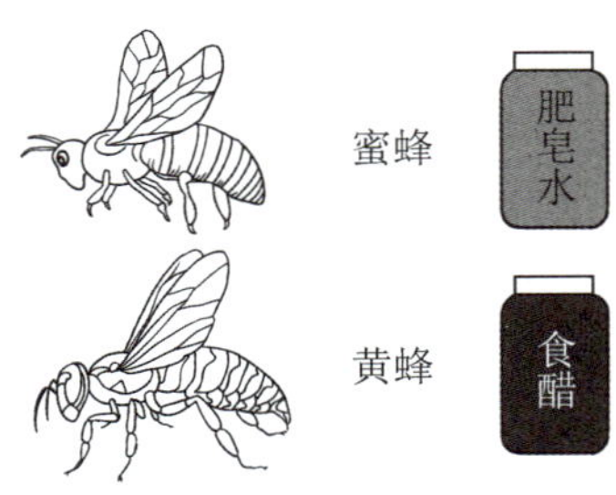

图 3-17　冲洗液体的选择

（3）冷敷伤口：用冰袋冷敷蜇伤部位，以防肿胀、瘙痒和疼痛。

（4）及时送医：密切观察伤者的呼吸，观察有无过敏症状，并尽快送伤者到医院检查、处理伤口。

急救知识窗

做好蛇咬伤防范

（1）了解蛇的活动规律和生活习性。例如，蛇是变温动物，其最适宜的生活气温是 26～34 ℃，在此气温下，蛇的活动最活跃，即每年 4～10 月是蛇的活跃期；气温越低，蛇的活动越少，气温持续低于 15 ℃时，蛇开始进入冬眠状态；气温高至 40 ℃以上，不适于蛇生活，它会进入洞穴、石缝、树丛或枯树杂草下避暑。此外，蛇类喜温，多昼出夜伏。

（2）在草丛、树林或已知的蛇栖息地行走或工作时，应穿长裤和靴子；搬动或清理乱木堆、枯枝枯叶或瓦砾时，应注意蛇潜藏；野外露营时，注意避免选择洞穴中或树荫下等地方作为露营位置，应选择开阔、干燥、无树枝或杂草的地方，且帐篷应严密封闭，避免夜间蛇类钻入。

资料来源：中华医学会急诊医学分会，《中国蛇伤救治指南》（2024 版），《中华急诊医学杂志》2024 年第 7 期，有改动

任务实施

结合本任务所学知识，根据表 3-5 完成任务实施。

表 3-5　任务实施活动表

类别	任务描述
理论回顾	回顾咬伤（犬、猫咬伤与蛇咬伤）和蜂蜇伤的发生原因、主要表现、急救方法
模拟操作	（1）学生自由分组，每组 6～8 人 （2）根据任务导入的情景，组员扮演家政服务员李阿姨和被咬伤的小女孩进行情景模拟 （3）情景模拟的内容至少包括以下方面：① 李阿姨评估、判断小女孩的伤情；② 李阿姨选择并采取正确的急救方法对被咬伤的小女孩施救 （4）其余组员仔细观看，并提出点评意见
思考总结	根据点评意见，总结模拟操作的不足之处，并做出改正
	总结本任务学习中遇到的难题及其解决方法
	总结本任务的学习收获与感受

任务五　掌握急性中毒急救技术

任务导入

张奶奶 76 岁，独自居住。她虽然年事已高，但仍坚持自己做饭。这天，张奶奶在市场上购买了一些新鲜的蔬菜、瘦肉，还买了一盒打折的即食豆腐，打算为晚餐增添一份特别的美味。回到家后，张奶奶便忙碌起来，厨房里很快便飘出了诱人的饭菜香。晚餐时分，张奶奶坐在餐桌前，细细品味着自己亲手做的菜肴，尤其是那道红烧肉和豆腐煲，更是让她忍不住多吃了几口，心中充满了满足感和幸福感。

晚餐过后，张奶奶便前往社区活动中心与其他人一起跳广场舞。然而，刚跳了十几分钟，张奶奶便感到腹部一阵剧痛，紧接着又开始腹泻。起初，张奶奶以为这是由自己饭后活动过于剧烈所导致的，于是坐在一旁休息，但症状并没有因此减轻，反而愈发严重。她开始头晕、呕吐，并且感到全身乏力。一旁的刘奶奶见状，立即给社区家政服务中心打去电话。值班员小王得知情况后迅速赶到现场，在询问张奶奶的饮食情况后，小王凭借自身的专业知识和经验，判断张奶奶很可能发生了食物中毒。

任务描述

请根据本任务所学知识选择合适的急救方法，救助张奶奶。

一、急性食物中毒

（一）急性食物中毒的概述

急性食物中毒是指摄入生物性、化学性有害物质，或把有毒有害物质当作食物摄入后所出现的非传染性疾病。急性食物中毒具有潜伏期短、突然和集体暴发的特点。

1. 急性食物中毒的发生原因

食用被细菌及其毒素污染的食物（如肉类、鱼类、奶类和剩饭菜等）而导致的食物中毒是最常见的。此外，食用被真菌及其毒素污染的食物（如发霉的花生、玉米、大米、小麦、大豆、小米和黑斑甘薯等）、被有毒有害化学品（如亚硝酸盐、有机磷农药和甲醇等）污染的食物、含有某种有毒成分的动物性食物（如河豚、鲐鱼和织纹螺等）或植物性食物（如毒蘑菇和发芽马铃薯等）也可引起急性食物中毒。

2. 急性食物中毒的主要表现

食物中毒者多数表现为急性胃肠炎的症状，如恶心、呕吐、腹痛和腹泻等，往往伴有发热。中毒者还可因上吐下泻而出现脱水症状，如口干、眼窝下陷、皮肤弹性消失和肢体冰凉等，严重者可出现呼吸困难甚至休克。

急救知识窗

急性食物中毒的其他特殊表现

（1）毒蘑菇中毒：食用有毒蘑菇后，中毒者除了有胃肠道症状外，还会出现痉挛、流口水、幻视、幻觉和手发抖等。

（2）河豚中毒：食用未经妥善加工的河豚（见图 3-18）易引起中毒，中毒者食用后 2～3 h 会出现舌头或手足麻木，4 h 以上可出现呼吸麻痹，继而可能会出现死亡。

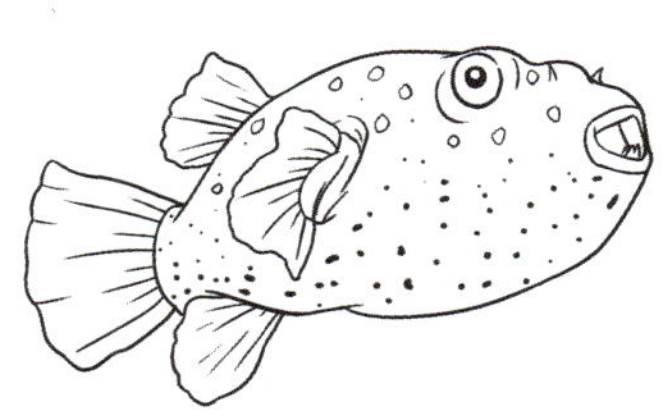

图 3-18　河豚

（二）急性食物中毒的急救方法

（1）了解情况：向中毒者及其家属了解其发病前后的进食情况，尽量确定有毒食物的种类、进食数量及进食时间，一旦确定为食物中毒，应立即进行急救。

（2）隔绝毒物：帮助中毒者减少或停止接触引起中毒的食物，协助清除残留在中毒者口中的残余食物，让其用水冲洗并吐出任何剩余的食物。

急救便利贴

家政服务员仅可在确保安全的情况下接触有毒食物，若不安全，须等待专业急救人员到来。

（3）监测体征：帮助患者取舒适体位，如左侧卧位，并监测其呼吸或意识状态的变化。

（4）尽快送医：尽快送往医院或拨打急救电话。等待救治过程中应保持周围环境安静，并注意为中毒者保暖，防止受凉。

（5）送检样本：保留好剩余的食物，收集任何带有标签的瓶子、包装或容器以及有关毒物的任何其他信息，并带到医院，以便于医生确认中毒的具体原因，从而进行有针对性的急救。

急救便利贴

（1）呕吐及腹泻有助于清除胃肠道内残留的毒素，所以发病早期一般不予止吐和止泻。

（2）不主张对中毒者进行催吐，以免损伤咽喉。

（3）不应给中毒者提供任何稀释剂，如水、牛奶等，除非得到医生的指示。

急救知识窗

如何预防食物中毒？

（1）用餐前后养成良好的卫生习惯，并保持厨房和厨具的清洁卫生。

（2）购买新鲜、安全的食物，并避免从没有证件的流动摊贩和卫生条件堪忧的食品店购买。

（3）蔬菜按照“一洗、二浸、三烫、四炒”的顺序操作处理。

（4）经冷藏保存的熟食和剩余食物及外购的熟肉制品食用前应彻底加热。食物中心部位的温度须达到 70 ℃，并至少维持 2 min。

（5）对于肉、奶、蛋及其制品，菜豆、豆浆等食物，应烧熟煮透后再食用。

（6）加工烹调好的食物，应当尽量缩短存放时间，最好做到现烧现吃。

资料来源：程培轩，《食物中毒后如何紧急处理》，
国家应急广播网，2020 年 10 月 20 日，有改动

二、一氧化碳中毒

（一）一氧化碳中毒的概述

一氧化碳中毒是指含碳物质燃烧不完全时产生的一氧化碳（无色、无味气体）经气道过量吸入引起的中毒。

如何预防一氧化碳中毒

1. 一氧化碳中毒的发生原因

使用天然气、液化石油气和煤炭等取暖或烹饪，因燃烧不充分产生一氧化碳，是一氧化碳中毒的主要原因。

急救互动坊

在日常生活中，为防止发生一氧化碳中毒，在使用天然气、液化石油气和煤炭时应注意哪些细节？请以小组为单位进行讨论。

2. 一氧化碳中毒的主要表现

一氧化碳中毒者的主要表现与空气中的含氧量、一氧化碳浓度、一氧化碳暴露时间及是否伴有其他有毒气体（二氧化硫等）有关，也与中毒者中毒前的身体健康状况及中毒时的

体力活动有关。根据中毒者症状不同，可将一氧化碳中毒分为轻度中毒、中度中毒和重度中毒，如图 3-19 所示。

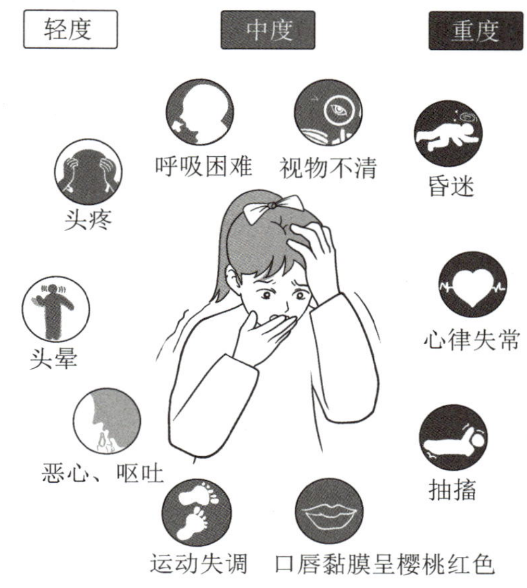

图 3-19　一氧化碳中毒的主要表现

（1）轻度中毒：可出现头疼、头晕、恶心、呕吐和四肢无力等症状。

（2）中度中毒：除上述症状加重外，还会出现呼吸困难、视物不清、运动失调、口唇黏膜呈樱桃红色、烦躁、幻觉、判断力下降和嗜睡等症状。

（3）重度中毒：可出现昏迷、心律失常、抽搐、呼吸抑制、肺水肿和心力衰竭等症状，若不及时抢救可危及生命。

（二）一氧化碳中毒的急救方法

（1）迅速打开门窗，在确保自身安全的前提下，尽快将中毒者转移至空气新鲜、流通处，同时拨打急救电话。

（2）离开现场后，协助中毒者取侧卧位躺下。松解中毒者的衣领，确保其呼吸道畅通。若发现中毒者口鼻内有分泌物和呕吐物，应立即清除。

（3）若中毒者无意识（或反应）、呼吸异常，应立即实施心肺复苏。

（4）保持安静，并注意为中毒者保暖。

（5）对于程度较重的中毒者，进行现场救治的同时应迅速将其送往医院抢救，但运送过程中不要中断急救措施。

急救便利贴

（1）应先确定环境安全再进入现场进行急救。若有爆炸的危险应先避险，并拨打 110、119 报警。

（2）在可能充满一氧化碳的房间内，禁止接触一切火源，如明火、电气设备和吸烟等，以防引起爆炸。

（3）因一氧化碳的密度比空气的略小，故一氧化碳浮于上层，家政服务员在进入和撤离现场时，匍匐行动（同时用湿毛巾捂住口鼻）会更安全。

三、药物中毒

（一）药物中毒的概述

药物中毒是指当药物进入人体后，在效应部位积累到一定程度，引起组织器官的功能损害，其结果取决于药物的种类和服用途径的不同。生活中通常是由药物误服、用药过量、药物滥用、意外接触有毒物质和服药轻生等所引起的。若治疗不及时，可引起心力衰竭和呼吸衰竭等一系列并发症，严重时可导致中毒者死亡。

（二）药物中毒的急救方法

（1）尽量确定中毒者所服用药物的名称、数量及用药时间等，以便专业急救人员更快速地施救。

（2）立即拨打急救电话，尽快将中毒者送往医院救治，同时将中毒者的呕吐物标本、药瓶、药物说明书等带至医院，以便查明中毒原因。

（3）若中毒者已意识不清，应先检查气道，清除其口鼻内分泌物，保持气道通畅；若中毒者无意识（或反应）、呼吸异常，应立即实施心肺复苏。

（4）对于服药轻生的中毒者，还要耐心与其沟通，倾听其内心想法，疏导其不良情绪，避免其再度轻生。

任务实施

结合本任务所学知识，根据表 3-6 完成任务实施。

表 3-6　任务实施活动表

类别	任务描述
理论回顾	回顾急性食物中毒、一氧化碳中毒、药物中毒的发生原因、主要表现和急救方法
模拟操作	（1）学生自由分组，每组 6～8 人 （2）根据任务导入的情景，组员扮演家政服务员小王和中毒者张奶奶进行情景模拟 （3）情景模拟的内容至少包括以下方面：① 小王评估、判断张奶奶的身体情况；② 小王选择并采取正确的急救方法对张奶奶施救 （4）其余组员仔细观看，并提出点评意见
思考总结	根据点评意见，总结模拟操作的不足之处，并做出改正
	总结本任务学习中遇到的难题及其解决方法
	总结本任务的学习收获与感受

任务六　掌握淹溺急救技术

任务导入

5 岁的女孩琪琪在家中游泳池旁奔跑玩耍时，不慎脚下一滑跌入深水区。正在打扫卫生的家政服务员刘阿姨恰好经过游泳池，看到琪琪在水中挣扎，她立刻跳入水中。凭借曾接受过的培训，刘阿姨用尽全身力气将琪琪从深水区救了上来。随后，刘阿姨发现琪琪的面色因窒息而变得苍白，于是立即向屋内琪琪的父母呼救，同时对琪琪实施急救。

任务描述

请根据本任务所学知识采用合适的急救方法，救助女孩琪琪。

一、淹溺的概述

淹溺又称溺水，是指人淹没或浸润于水或其他液体中而经历呼吸障碍的过程。由淹溺引起的窒息死亡称为溺亡，一般发生淹溺后 4～7 min 即可导致溺亡。

（一）淹溺的发生原因

（1）不熟悉水性者的淹溺：多见于儿童、青少年和老年人，以误落入水中者为多，偶有投水轻生者。此外，突发意外事故（如洪水、船只沉翻等）也是重要原因。

（2）熟悉水性者的淹溺：多由手足肌肉发生痉挛性收缩所致，常见于下水前准备活动不充分、水温偏冷或长时间游泳导致疲劳等情况。

（二）淹溺的主要表现

落水时间短者，可出现轻度缺氧现象。淹溺者主要表现为口唇、四肢末端青紫，面部肿胀，四肢发硬，呼吸较浅。

落水时间长者，可出现严重缺氧现象。淹溺者主要表现为面色青紫，口鼻腔充满血性泡沫或泥沙，四肢冰冷，昏迷，瞳孔散大，呼吸、心搏骤停。

二、淹溺的急救方法

（一）立即呼救

发现淹溺者，应立即大声呼救，并拨打急救电话，尽快呼叫专业急救人员到达现场，以开展急救及上岸后的医疗救助。

（二）水中施救

（1）首先应确保自身安全，若淹溺者距离岸边不远，应尽量利用木棍、衣服、绳索、漂浮救援设施等进行岸上救援；若不得不下水营救，可借助浮力救援设备或船靠近淹溺者。切忌一头扎进水里救人，因为这样不仅会影响视野，而且会增加脊柱损伤的风险。

如何进行水中施救

（2）游到淹溺者身边后，尽量从背面接近淹溺者，一手托住淹溺者的头颈，将其面部托出水面，另一手抓住淹溺者对侧的腋窝，仰泳将淹溺者救上岸，如图 3-20 所示。注意：救护前尽量脱去衣裤、鞋袜，救护时应防止被淹溺者紧紧抱住。

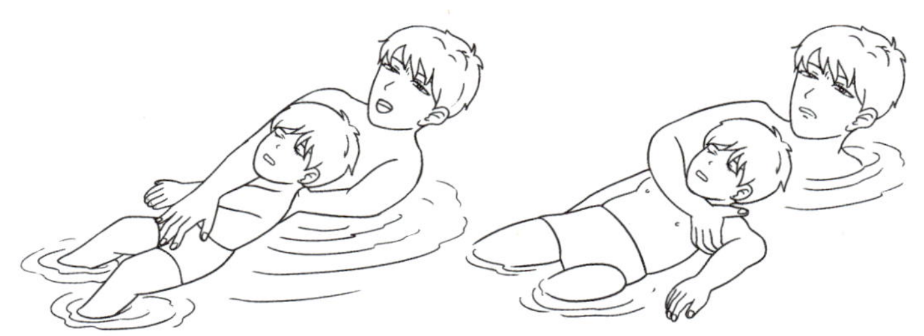

图 3-20　淹溺者的他救法

急救便利贴

（1）所有施救者必须将自身安全放在首位。

（2）由于水情不同，水下可能有很多未知因素，因此不推荐非专业急救人员下水，不推荐多人手拉手下水，不推荐以头部扎入水中跳水。

（三）岸上救护

（1）将淹溺者救上岸后，尽量将其置于侧卧位。

（2）对于意识清醒的淹溺者，应清除其口鼻内异物，保证呼吸通畅，并注意保暖。

（3）对于意识不清的淹溺者，应保证其呼吸通畅，密切观察其呼吸变化，并注意保暖。

（4）对于无意识（或反应）、呼吸异常者，应立即采用“开放气道—人工呼吸—胸外按压（A—B—C）”策略进行施救，具体操作为：① 将淹溺者置于平卧位。② 开放气道，清理口鼻内的泥沙、水草。③ 用 5～10 s 观察淹溺者的胸腹部是否有呼吸起伏，若没有呼吸或仅有濒死呼吸，应尽快给予 2～5 次人工呼吸，每次吹气 1 s，确保能看到胸廓有效的起伏运动。④ 若淹溺者对初次通气无反应，应立即置其于较硬的平面上实施胸外心脏按压。按压与通气比遵循 30∶2。⑤ 有条件时，在心肺复苏开始后尽快使用 AED，需注意连接 AED 电极片前应将淹溺者的胸壁擦干。当淹溺者意识、呼吸恢复后，应让其保持侧卧位，并为其脱去湿衣裤、擦干身体，有条件时加盖衣被等，还可自四肢、躯干向心脏方向按摩，以促进血液循环。

急救便利贴

（1）大多数淹溺者吸入的水并不多，而且很快会进入血液循环，所以没有必要清除气道中的水，不应为淹溺者实施各种控水措施，包括倒置躯体或海姆利希手法。

（2）由于淹溺者的核心病理是缺氧，所以尽早开放气道和人工呼吸优先于胸外按压。在人工通气时，淹溺者口鼻可涌出大量泡沫状物质，此时无须浪费时间去擦抹，而应抓紧时间进行复苏。

（3）经短期抢救，意识、呼吸仍不能恢复者，在转运途中仍应坚持心肺复苏。

（四）及时送医

在开展急救的同时，应以最快的速度将淹溺者转送至附近医院救治。

急救知识窗

淹溺时的自救措施

（1）淹溺后要保持头脑清醒、不慌张，不可挣扎或将手上举。

（2）扔掉身上沉重物品，寻找救生圈、木板等各种可增加浮力的物品，或利用自身衣物制作浮具，等待救援。

（3）采取仰面位，头顶向后，口鼻朝天露出水面，深吸气、浅呼气，尽量使身体浮起。

（4）若手指抽筋，可将手握拳，然后用力张开，迅速反复多做几次，直到抽筋消除为止；若小腿抽筋，采用拉长抽筋肌肉的方法处理，即先将身体抱成一团，浮出水面，努力深吸一口气，然后把脸浸入水中，用双手握住抽筋侧脚趾，并用力向身体方向拉，最后将同侧的手掌压在膝盖上，帮助抽筋腿伸直，如图 3-21 所示。

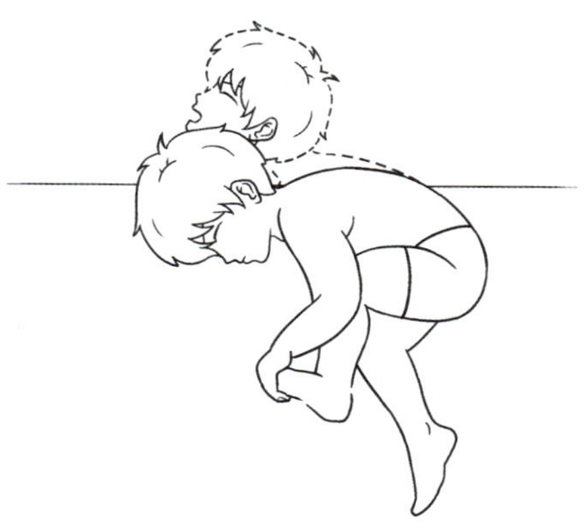

图 3-21　小腿抽筋的处理方法

任务实施

结合本任务所学知识，根据表 3-7 完成任务实施。

表 3-7　任务实施活动表

类别	任务描述
理论回顾	回顾淹溺的发生原因、主要表现和急救方法
模拟操作	（1）学生自由分组，每组 6～8 人 （2）根据任务导入的情景，组员扮演家政服务员刘阿姨和淹溺者琪琪进行情景模拟 （3）情景模拟的内容至少包括以下方面：① 刘阿姨评估、判断琪琪的身体情况；② 刘阿姨选择并采取正确的急救方法对女孩琪琪施救 （4）其余组员仔细观看，并提出点评意见
思考总结	根据点评意见，总结模拟操作的不足之处，并做出改正
	总结本任务学习中遇到的难题及其解决方法
	总结本任务的学习收获与感受

任务七　掌握中暑急救技术

任务导入

周末，社区组织了一次户外爬山活动，66 岁的王爷爷热情地参与其中。到了中午时分，太阳高悬，天气变得酷热，很多人纷纷停下脚步，寻找阴凉处乘凉休息。王爷爷却不甘放弃，坚持继续前行。随着气温持续攀升，王爷爷渐渐汗流浃背。不久后，他突然感到一阵眩晕，随即摔倒在地。随行的家政服务员小周闻声赶到，意识到王爷爷是中暑了，立即对其实施紧急救护。

任务描述

请根据本任务所学知识选择合适的急救方法，救助中暑的王爷爷。

一、中暑的概述

中暑是指人体在高温和（或）高湿环境影响下，因水和电解质丢失过多、散热功能障碍而出现的热损伤性疾病。该病以中枢神经系统和心血管系统功能障碍为主要表现，严重时可导致永久性脑损伤、肾衰竭，甚至死亡。

（一）中暑的发生原因

1．环境因素

中暑的发生与三个环境因素密切相关，即高温、高湿和无风（即通风不足）。

2．个体因素

个体劳动强度、个体身体情况（体质强弱、营养状况、水盐供给情况、穿着衣物是否透气及有无其他疾病等）等也是重要的影响因素，例如，过度疲劳、年老体弱、孕产妇、肥胖、饮酒和营养不良等人群易发生中暑。此外，患有甲亢、帕金森病和糖尿病等慢性疾病的人群也易发生中暑。

（二）中暑的主要表现

1．中暑先兆

中暑先兆表现为头晕、头痛、乏力、口渴、多汗、心悸、注意力不集中、动作不协调等症状，体温正常或略有升高但低于 38 ℃，可伴有面色潮红、皮肤灼热等，短时间休息后症状即可消失。

2．热痉挛

热痉挛表现为大量出汗后出现的短暂、间歇发作的肌痉挛，伴有收缩痛，多见于四肢肌肉、咀嚼肌及腹肌，尤以腓肠肌为著，呈对称性；体温一般正常。

3．热衰竭

热衰竭是以血容量不足为特征的一组临床综合征，如多汗、皮肤湿冷、面色苍白、恶心、头晕、心率明显增加、低血压、少尿，体温常升高但不超过 40 ℃，可伴有眩晕、晕厥，部分中暑者早期仅出现体温升高。

4．热射病

热射病即重症中暑，表现为皮肤干热，无汗，核心体温（以直肠温度为准）高达 40 ℃及以上，谵妄、昏迷等；可伴有全身性癫痫样发作、横纹肌溶解、多器官功能障碍综合征，严重者危及生命。

急救知识窗

预防中暑“三要三不要”

1. “三要”

（1）要多喝水：在高温天气下，不论是否运动，都应增加液体的摄入，不要等口渴才喝水。尤其是不得不从事体力劳动或剧烈运动时，最好饮用运动饮料，它除了可以帮助人体补充水分外，还可以补充在流汗过程中丢失的钠、钾等矿物质。

（2）要清淡饮食、充足休息：高温天气下，饮食应尽量清淡，多吃水果、蔬菜，少食高油高脂食物。此外，还要保证充足的睡眠。

（3）要在室内避暑，并适度降温：可在室内通过空调、电扇降温，但要合理设置空调温度，并注意适时开窗通风。

2. “三不要”

（1）不要饮用含乙醇的饮料、高糖饮料和冰冻饮料：含乙醇的饮料和高糖饮料会导致身体失去更多体液，因此不宜饮用。同时，还应避免饮用过凉的冰冻饮料，以免引发胃部痉挛。

（2）尽量不要在高温时段外出：室外活动最好避开正午时分，尽量将时间安排在早晨或傍晚，并尽量多在背阴处活动或休息。若一定要进行室外活动，要注意防晒、降温，如尽量选择轻薄、宽松及浅色的服装，佩戴宽檐的遮阳帽、太阳镜等。

（3）不要忽略身体状况：不得不在高温环境下工作时，要注意留意自身的健康状况，若感觉有中暑的迹象，要及时采取措施。此外，对于婴幼儿、老年人、孕产妇以及患有慢性基础病等容易受高温天气影响的特殊人群，应加强看护。

二、中暑的急救方法

（一）脱离高温环境

迅速将中暑者转移至通风良好的阴凉处平卧，头偏向一侧，解开衣领扣、腰带，脱去外衣。有条件时，可将中暑者转移至有风扇或空调的房间。

（二）体表物理降温

若中暑者出现严重的中暑症状，应立即采取以下物理降温措施：

（1）全身降温：可用冷水反复擦拭中暑者全身，可让中暑者冷水浸浴，也可用扇子、电风扇或空调帮助降温，以体温降至 39 ℃以下为宜，如图 3-22 所示。

（2）局部降温：可用冷水浸湿的毛巾冷敷中暑者头部，可在中暑者的颈、腋下、腹股沟等大血管走行处放置冰袋或用毛巾包裹的冰块。

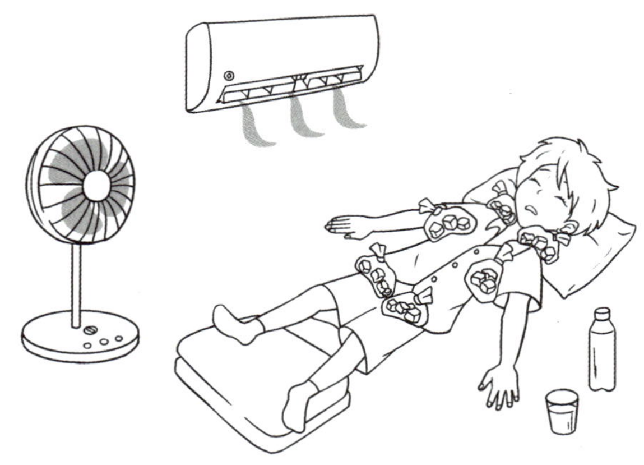

图 3-22　物理降温措施

急救便利贴

（1）冰袋放置位置要准确，并应及时更换，避免同一部位长时间接触冰袋，以免冻伤。

（2）冷水浸浴时，可不断按摩中暑者的四肢，保证循环通畅。

（3）新生儿、年老体弱者、昏迷者、休克者、心力衰竭者禁用冷水浸浴。

（三）口服药物降温

对意识清醒且无恶心、呕吐症状的轻度中暑者，可让其口服含盐的清凉饮料或淡盐水，或可让其口服十滴水、人丹、藿香正气软胶囊等中成药；对中暑致昏迷者，禁止喂食任何液体。

（四）及时送医

一般轻度中暑者经现场救护后均可恢复正常，但对于疑为重症中暑者，应注意保持其呼吸道畅通，在救护的同时拨打急救电话，有条件时应迅速送往附近医院抢救治疗。

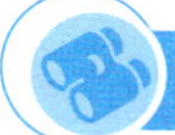

急救新视界

科学治中暑，中药来帮忙

（1）安宫牛黄丸：具有清热解毒、豁痰开窍的功效，用于中暑引起的高热、神昏谵语等。

（2）十滴水：具有解暑健脾的功效，用于中暑引起的头晕、恶心、腹痛、胃肠不适等。

（3）人丹：具有解暑健胃的功效，用于轻度中暑引起的恶心、呕吐等。

（4）藿香正气软胶囊（或丸、或水）：具有解表化湿、理气和中的功效。用于中暑引起的头痛昏重、胸膈发闷、腹部胀痛、呕吐泄泻等。

（5）参麦（生脉）注射液：具有益气养阴的功效，用于身热多汗、体倦少气、精神不振等。

资料来源：北京中西医结合学会灾害医学专业委员会，
《中暑中医诊疗专家共识意见》，
《北京中医药》2022 年第 8 期，有改动

任务实施

结合本任务所学知识，根据表 3-8 完成任务实施。

表 3-8　任务实施活动表

类别	任务描述
理论回顾	回顾中暑的发生原因、主要表现和急救方法
模拟操作	（1）学生自由分组，每组 6～8 人 （2）根据任务导入的情景，组员扮演家政服务员小周和中暑者王爷爷进行情景模拟 （3）情景模拟的内容至少包括以下方面：① 小周评估、判断王爷爷的身体情况；② 小周选择并采取正确的急救方法对王爷爷施救 （4）其余组员仔细观看，并提出点评意见
思考总结	根据点评意见，总结模拟操作的不足之处，并做出改正
	总结本任务学习中遇到的难题及其解决方法
	总结本任务的学习收获与感受

项目检测

一、填空题

1. 老年人发生气道异物梗阻的生理因素包括__________、__________和__________。

2. 烧伤的急救方法包括________、________、________、________和及时就医。

3. 根据触电现场的情况，选择最安全、最迅速的方法帮助触电者脱离电源，具体方法包括________、________、________和________。

4. 蛇咬伤者的急救方法包括______、______、______、______、______、______、______、防窒息和______。

5. 中暑的发生原因与三个环境因素密切相关，即______、______和______。

二、单选题

1. 海姆利希手法用力的方向为（　　）。

A. 向外、向上　　B. 向外、向下

C. 向内、向上　　D. 向内、向下

2. 下列有关烧伤的急救方法的表述中，错误的是（　　）。

A. 迅速脱离热源，用凉水冲淋或浸泡烧伤部位

B. 剪去烧伤处衣、袜，用清洁布类覆盖烧伤部位

C. 给予伤者适当的保温措施

D. 立即直接冰敷烧伤部位

3. 下列有关蛇咬伤的急救方法的表述中，错误的是（　　）。

A. 用口吮吸毒液　　B. 记住蛇的特征

C. 立即躺下　　D. 尽快就医

4. 中毒者除表现为头晕、头痛、恶心、呕吐、四肢无力外，还出现口唇黏膜呈樱桃红色、胸闷、呼吸困难等症状，该中毒者可能为（　　）。

A. 急性食物中毒

B. 一氧化碳中毒

C. 有机磷杀虫药中毒

D. 急性酒精中毒

5．对于无意识（或反应）、呼吸异常的淹溺者，应采取的施救策略是（　　）。

A．开放气道—人工呼吸—胸外按压

B．开放气道—胸外按压—人工呼吸

C．控水—胸外按压—人工呼吸

D．控水—人工呼吸—胸外按压

6．下列有关中暑的急救方法的表述中，错误的是（　　）。

A．可用冷水反复擦拭中暑者全身，可让中暑者冷水浸浴

B．可用扇子、电风扇或空调帮助降温，以体温降至 36 ℃以下为宜

C．迅速将中暑者转移至通风良好的阴凉处或 20～25 ℃的房间内平卧休息

D．对意识清醒且无恶心、呕吐症状的中暑者，可让其口服含盐的清凉饮料或淡盐水

三、简答题

1．简述 1 岁以下婴儿气道异物梗阻的急救方法。

2．简述急性食物中毒的急救方法。

项目学习成果评价

结合自身的学习情况，按照表 3-9 中的评价标准对本项目的学习成果进行自评，并请任课教师进行评价。

表 3-9　项目学习成果评价表

<table>
<tr><td>班级</td><td></td><td>组号</td><td></td><td>日期</td><td></td></tr>
<tr><td>姓名</td><td></td><td>学号</td><td></td><td>任课教师</td><td></td></tr>
<tr><td>项目名称</td><td colspan="5">遇险不慌，会救敢救——常见意外伤害急救技术</td></tr>
<tr><td rowspan="2">评价项目</td><td rowspan="2" colspan="2">评价标准</td><td rowspan="2">分值</td><td colspan="2">评分</td></tr>
<tr><td>自评分</td><td>师评分</td></tr>
<tr><td rowspan="2">知识</td><td colspan="2">掌握气道异物梗阻、烧伤、触电、咬伤和蜇伤、急性中毒、淹溺、中暑的急救方法</td><td>25</td><td></td><td></td></tr>
<tr><td colspan="2">熟悉气道异物梗阻、烧伤、触电、咬伤和蜇伤、急性中毒、淹溺、中暑的发生原因和主要表现</td><td>10</td><td></td><td></td></tr>
<tr><td rowspan="2">技能</td><td colspan="2">能够快速、准确地评估个体发生意外伤害时的受伤情况</td><td>20</td><td></td><td></td></tr>
<tr><td colspan="2">能够根据个体的受伤情况为其选择适宜的急救方法，并规范、快速地实施急救</td><td>25</td><td></td><td></td></tr>
<tr><td rowspan="2">素质</td><td colspan="2">具有敏锐的洞察力和对不同伤情的分析能力</td><td>10</td><td></td><td></td></tr>
<tr><td colspan="2">具有临危不惧、忙而不乱的心理素质</td><td>10</td><td></td><td></td></tr>
<tr><td colspan="3">合计</td><td>100</td><td></td><td></td></tr>
<tr><td colspan="3">总分（自评分×40%＋师评分×60%）</td><td colspan="3"></td></tr>
<tr><td>自我评价</td><td colspan="5"></td></tr>
<tr><td>教师评价</td><td colspan="5"></td></tr>
</table>

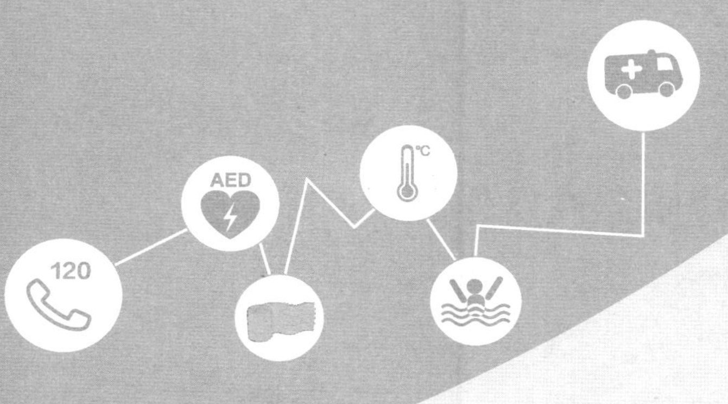

项目四

抢抓时机，转危为安
——常见急危重症急救技术

知识目标

- 掌握哮喘急性发作、急性冠脉综合征、脑卒中、癫痫发作、急腹症、低血糖症和休克的急救方法。
- 熟悉哮喘急性发作、急性冠脉综合征、脑卒中、癫痫发作、急腹症、低血糖症和休克的主要表现。
- 了解哮喘急性发作、急性冠脉综合征、脑卒中、癫痫发作、急腹症、低血糖症和休克的概念和发生原因。

技能目标

- 能够快速识别常见急危重症，准确判断患者的病情。
- 能够正确、规范、快速地对常见急危重症者实施紧急救护。

素质目标

- 具有健康向上的服务意识，主动学习急救知识和技能，为服务对象的生命健康保驾护航。
- 具备终身学习的能力，不断更新知识结构，提升专业技能和服务水平。

任务一　掌握哮喘急性发作急救技术

任务导入

吴奶奶是一位退休教师，有多年的哮喘病史。在临近冬季的一天，气温突然骤降至−5 ℃，但由于吴奶奶没有提前观看天气预报，对室外的气温变化一无所知，她仍像往常一样早起开窗通风。当她打开窗时，一股冷空气扑面而来。随即，吴奶奶开始感到喉咙发痒，呼吸也变得急促起来。在一旁准备早餐的家政服务员小赵看到这一状况，迅速判断出吴奶奶是哮喘发作，于是立即上前关上窗户，并打算采取紧急措施以缓解吴奶奶的症状。

任务描述

请根据本任务所学知识选择合适的急救方法，对吴奶奶实施急救。

一、哮喘急性发作的概述

（一）概念和主要表现

支气管哮喘简称“哮喘”，是一种以慢性气道炎症和气道高反应性为特征的慢性炎症性疾病。哮喘急性发作是指哮喘患者在接触变应原、刺激物或发生呼吸道感染后，突发喘息、气促、胸闷和咳嗽等症状（见图 4-1），或其原有症状急剧加重的过程。哮喘急性发作可在数小时或数天内出现，其程度轻重不一，可能在数分钟内危及生命。

急救便利贴

气道高反应性是指气道对各种刺激因子（如变应原和药物等）呈现的高度敏感状态，表现为机体接触刺激因子时气道出现过强或过早的收缩反应。该反应可引起气道狭窄和气道阻力增加，从而引发上述哮喘症状。

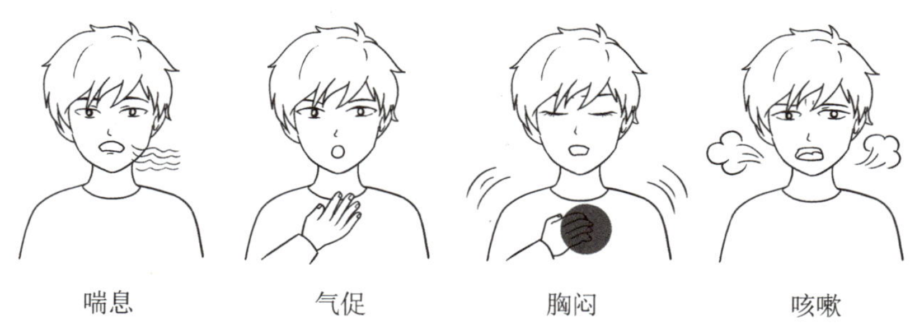

图 4-1　哮喘急性发作的主要症状

（二）发生原因

诱发哮喘与缓解哮喘的物品

1. 环境因素

接触尘螨、花粉、动物毛屑、谷物粉和活性染料等物质，以及大气污染和气候变化等。

2. 药物和食物因素

服用某些镇痛药物，或食用鱼类、虾类、蟹类、蛋类和奶类等食物。

3. 个人因素

剧烈运动、吸烟、肥胖、精神过度紧张或身体过度疲劳等。

急救知识窗

哮喘急性发作的预防方法

（1）避免与哮喘有关的诱发因素，如接触花粉、吸烟和精神过度紧张等。

（2）按医嘱规范用药，掌握正确的吸药技术，并注意自我监测病情。

（3）身边常备药物，以便哮喘急性发作时及时使用。

（4）常备描述哮喘症状和急救方法的小卡片，放在便于找到的口袋中。当哮喘急性发作无法用语言表达时，及时出示卡片寻求帮助。

（5）家中可常备氧气，以便呼吸困难时立即吸氧缓解症状。

二、哮喘急性发作的急救方法

（1）对能明确过敏原的患者，应尽快使其脱离危险因素。

（2）若患者因严重缺氧出现昏迷，应立即拨打急救电话，并将患者置于通风处；若患者无意识（或反应）、呼吸异常，应立即开始心肺复苏。

（3）患者病情发作时，要注意疏散围观人员，尽量给患者一定的空间，使患者处于通风的安静环境中。

（4）协助患者取半卧位（见图 4-2）或坐位，松解患者的衣领和腰带，并及时安慰患者，避免其焦虑情绪加重病情。

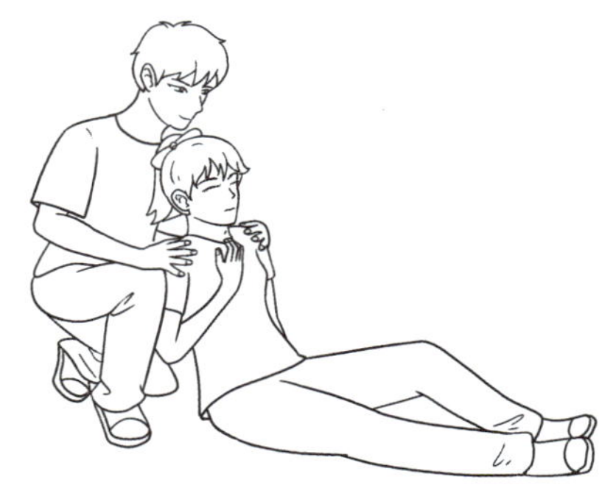

图 4-2　半卧位

（5）若患者自身携带定量吸入器（见图 4-3），应立即协助使用，并记录吸入的次数，同时检查、记录患者的呼吸情况。定量吸入器是由压力罐、定量阀门、吸嘴和防尘帽等器件组成的一种给药装置，它的正确使用是保证吸入治疗成功的关键，其具体使用步骤如下：① 手持定量吸入器，打开防尘帽；② 用力摇匀药液；③ 尽可能充分呼气；④ 将定量吸入器的吸嘴置于口中，双唇合拢完全含住吸嘴，以缓慢且深的方式经口吸气，同时用手指按压定量阀门喷药；⑤ 在吸气末，将吸嘴拿离，闭嘴尽可能屏气 10 s，使较小的雾粒沉降在气道远端；⑥ 缓慢呼气，必要时可重复操作；⑦ 盖上防尘帽，如图 4-4 所示。

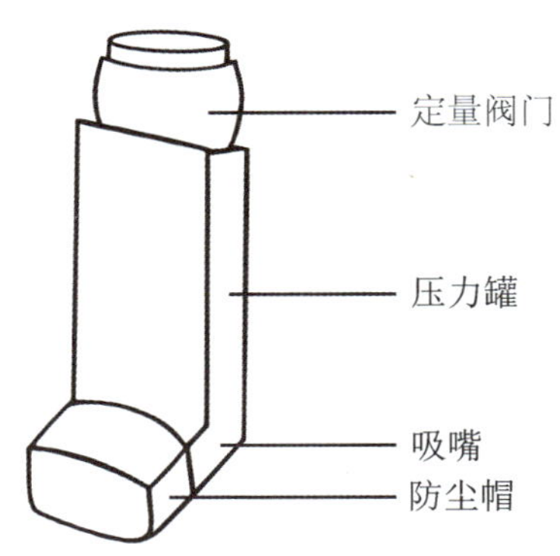

图 4-3　定量吸入器

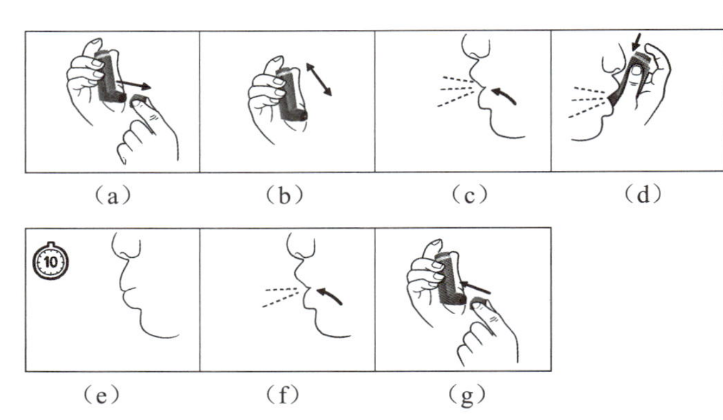

图 4-4　定量吸入器的使用步骤

急救便利贴

（1）使用定量吸入器前应确保装置有剩余剂量。

（2）对于屏气时间达不到 10 s 的患者，可以让其在吸药前先进行几次深呼气后的深吸气或进行几次屏气的训练。

（3）吸气时保持吸嘴处于水平底部。

（4）吸入前充分呼气，注意不要将气呼入定量吸入器的吸嘴。

（5）定期清洗定量吸入器。

（6）有条件时可给予患者氧气吸入。

（7）注意为患者保暖，不要让患者着凉。

（8）患者的呼吸情况通常会在数分钟内改善，若患者的情况在 10 min 内仍无改善或病情加重，应立即拨打急救电话或送附近医院进行治疗。

任务实施

结合本任务所学知识，根据表 4-1 完成任务实施。

表 4-1 任务实施活动表

类别	任务描述
理论回顾	回顾哮喘急性发作的概念、主要表现、发生原因和急救方法
模拟操作	（1）学生自由分组，每组 6～8 人 （2）根据任务导入的情景，组员扮演家政服务员小赵和患者吴奶奶进行情景模拟 （3）情景模拟的内容至少包括以下方面：① 小赵评估、判断吴奶奶的病情；② 小赵采取正确的急救方法对吴奶奶施救 （4）其余组员仔细观看，并提出点评意见
思考总结	根据点评意见，总结模拟操作的不足之处，并做出改正
	总结本任务学习中遇到的难题及其解决方法
	总结本任务的学习收获与感受

任务二 掌握急性冠脉综合征急救技术

任务导入

小张是一位经验丰富的家政服务员，受雇于李爷爷家，负责照料李爷爷的日常生活。75 岁的李爷爷患有高血压和冠心病多年，一直依靠药物来控制病情。一天下午，小张正在厨房准备晚餐，突然听到客厅传来李爷爷的呻吟声，她立刻跑到客厅查看情况。只见李爷爷捂着胸口，脸色苍白，口中含糊地说着“胸痛，胸闷，难受”。凭借着对李爷爷病情的了解和多年的家政服务经验，小张初步判断李爷爷可能发生了心绞痛，于是立即从医药箱里取来了急救药给李爷爷服下，同时拨打了急救电话。

任务描述

请根据本任务所学知识采取正确的急救方法，对李爷爷实施急救。

一、急性冠脉综合征的概述

急性冠脉综合征是一组由急性心肌缺血引起的临床综合征，主要包括不稳定型心绞痛和急性心肌梗死（多有剧烈而持久的胸骨后疼痛，休息及硝酸酯类药物不能完全缓解）。

急救知识窗

心绞痛的分类

1. 劳力性心绞痛

劳力性心绞痛是指由运动、情绪激动等增加心肌需氧量的情况所诱发的短暂胸痛发作，休息或舌下含服硝酸甘油后，疼痛常可迅速消失。劳力性心绞痛又可分为以下三类：

（1）初发型心绞痛：心绞痛病程在 1 个月以内。

（2）稳定型心绞痛：心绞痛病程稳定在 1 个月以上。

（3）恶化型心绞痛：心绞痛的频率、程度、时限、诱发因素在 1 个月内经常变动，呈进行性恶化。

2. 自发性心绞痛

自发性心绞痛的特征是胸痛发作与心肌需氧量的增加无明显关系。与劳力性心绞痛相比，这种疼痛一般持续时间较长，病情较重，且不易被硝酸甘油缓解。

初发型心绞痛、恶化型心绞痛和自发性心绞痛常统称为不稳定型心绞痛。

（一）发生原因

1. 心血管疾病危险因素

常见的心血管疾病危险因素有高血压、高血脂、糖尿病、吸烟、缺乏运动和心血管疾病家族史等。存在心血管疾病危险因素的人群是急性冠脉综合征的高危人群，且同时具有的危险因素越多，患病的可能性就越大。

2．诱发因素

常见的诱发因素包括体力劳动、剧烈运动、情绪激动、饱餐、吸烟和天气寒冷等。

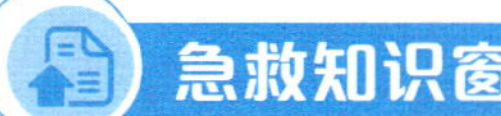

急性冠脉综合征患者的长期管理措施

1．戒烟、限酒

（1）戒烟可改善心血管疾病的进展情况，降低患者的死亡率。

（2）戒酒或限制每日饮酒量。成年男性患者的每日乙醇摄入量不应超过 25 g，成年女性患者不应超过 15 g。例如，成年男性患者每日饮用 50 度白酒的量不能超过 55 mL。

$$乙醇摄入量（g）=饮酒量（mL）\times 乙醇含量（体积分数）\times 0.9$$

2．合理饮食

鼓励患者多摄入水果、蔬菜、坚果、豆类和鱼类等食物，避免或限制摄入精制碳水化合物、红肉（如牛肉、羊肉、猪肉等）和乳制品等。

3．控制体重

嘱患者尽量将体重指数控制在 25 kg/m^2 以下，或者男性患者将腰围控制在 90 cm 以下，女性患者将腰围控制在 85 cm 以下。

4．坚持运动

长期规律运动可增强心肌供氧，从而改善心绞痛，降低远期死亡风险。建议心血管疾病患者每周进行 3 次及以上、每次 30 min 左右的中等强度有氧运动。

资料来源：中华医学会心血管病学分会，中华心血管病杂志编辑委员会，《非 ST 段抬高型急性冠脉综合征诊断和治疗指南（2024）》，《中华心血管病杂志》2024 年第 6 期，有改动

（二）主要表现

1．胸痛

患者出现胸骨后压榨性疼痛。疼痛通常向左上臂（双上臂或右上臂少见）、颈部或下颌部放射，可呈现为间歇性（通常持续数分钟）或持续性疼痛，如图 4-5 所示。

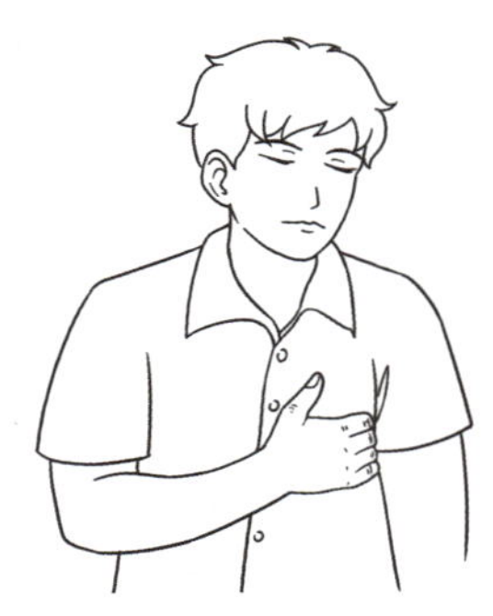

图 4-5　胸痛的表现

2．胸闷

部分患者仅感到憋闷或有胸部压迫感、烧灼感，严

重时可出现呼吸困难或呼吸急促。

3．其他症状

患者可伴有出汗、恶心、呕吐、面色苍白、口唇青紫、恐惧和濒死感等表现。严重者甚至出现休克的症状，如血压下降、皮肤湿冷、脉搏细速和尿量减少等。

急救便利贴

胸痛或胸闷不适是急性冠脉综合征患者最常见的临床表现，但部分患者尤其老年、女性和糖尿病等患者的症状可不典型，应特别注意。

二、急性冠脉综合征的急救方法

（1）立即协助患者原地静卧休息，并解开患者的衣领和腰带。注意：禁止患者用力和进行任何体力活动。

（2）稳定患者情绪，避免其再受刺激。

（3）对于已被诊断为心绞痛的患者，当其出现急性胸痛症状时，若患者自身携带药物，应协助其服药（如舌下含服硝酸甘油）。若服药后胸痛仍未缓解，应警惕急性心肌梗死的可能性，须立即拨打急救电话。

（4）等待专业急救人员到来时，对疑似急性心肌梗死的患者，可协助其服用阿司匹林（有阿司匹林过敏史者除外）。

急救便利贴

若患者定期服用阿司匹林且在短时间内服用过，应避免再次服用。

（5）密切观察患者的病情变化，若患者无意识（或反应）、呼吸异常，应立即进行心肺复苏，并尽早使用 AED。

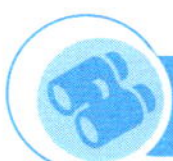

急救新视界

不稳定型心绞痛的急救中药

1．速效救心丸

速效救心丸主要由川芎和冰片等药物制成，具有行气活血、祛瘀止痛之效，可改善血脂，并且可降低血液黏稠度。

用法用量：舌下含服，每次 10～15 丸（40 mg/丸）。

2. 复方丹参滴丸

复方丹参滴丸由丹参、三七和冰片等药物制成，具有活血化瘀、理气止痛的作用。

用法用量：舌下含服，每次 5～10 丸（27 mg/丸）。

3. 麝香保心丸

麝香保心丸由麝香、人参和牛黄等药物制成，具有益气强心的作用。

用法用量：舌下含服，每次 1～2 丸（22.5 mg/丸）。

资料来源：中医临床诊疗指南制修订项目不稳定型心绞痛项目组，
《不稳定型心绞痛中医诊疗专家共识》，
《中医杂志》2022 年第 7 期，有改动

任务实施

结合本任务所学知识，根据表 4-2 完成任务实施。

表 4-2　任务实施活动表

类别	任务描述
理论回顾	回顾急性冠脉综合征的概念、发生原因、主要表现和急救方法
模拟操作	（1）学生自由分组，每组 6～8 人 （2）根据任务导入的情景，组员扮演家政服务员小张和患者李爷爷进行情景模拟 （3）情景模拟的内容至少包括以下方面：① 小张评估、判断李爷爷的病情；② 小张采取正确的急救方法对李爷爷施救 （4）其余组员仔细观看，并提出点评意见
思考总结	根据点评意见，总结模拟操作的不足之处，并做出改正
	总结本任务学习中遇到的难题及其解决方法
	总结本任务的学习收获与感受

任务三　掌握脑卒中急救技术

任务导入

张爷爷，75 岁，有二十多年的高血压病史，体形偏胖，且日常活动量较少。尽管子女们各自工作繁忙，但他们始终十分关心张爷爷的身体状况。为此，他们聘请了家

政服务员小王来负责张爷爷的日常起居和家务管理。一天早晨，小王进门后未见张爷爷起床，便前往卧室查看，发现张爷爷躺在床上，口角歪斜，表情异常，说话也变得口齿不清。小王立即意识到张爷爷可能是“中风”了，于是迅速拨打了急救电话，并对张爷爷实施紧急救护。

任务描述

请根据本任务所学知识采取正确的急救方法，对张爷爷实施急救。

一、脑卒中的概述

脑卒中是指由脑血管破裂或阻塞导致的局限性或弥漫性脑功能缺损，病情发展迅速，具有发病率高、致死率高、致残率高的特点。根据发病原因，脑卒中可分为出血性脑卒中和缺血性脑卒中（见图 4-6），包括脑出血、脑梗死和蛛网膜下腔出血等，本任务主要讲解脑出血和脑梗死。

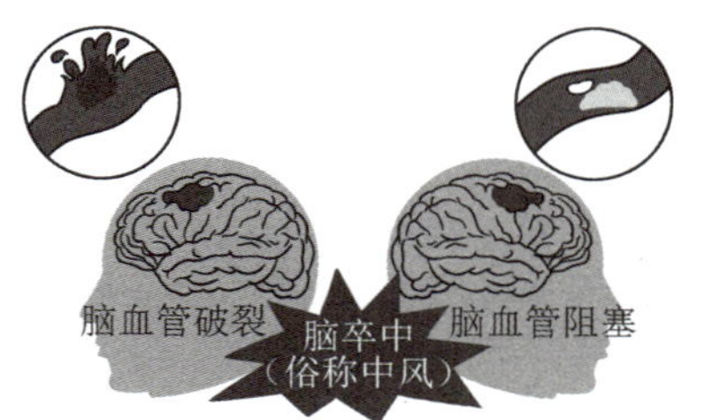

（a）出血性脑卒中　（b）缺血性脑卒中

图 4-6　脑卒中的分类

（一）发生原因

1. 基本病因

（1）脑出血的基本病因是高血压合并动脉硬化，以男性多见。常因剧烈活动或情绪激动等使血压突然升高，诱发微动脉瘤破裂出血而发病。

（2）脑梗死的基本病因是动脉粥样硬化，促发脑血管痉挛或血栓形成，导致脑的供应动脉狭窄或闭塞。

2. 危险因素

脑卒中的危险因素分为不可干预因素与可干预因素两种。不可干预因素包括年龄、性别和遗传因素等，可干预因素包括高血压、高血脂、糖尿病、心脏病、吸烟、酗酒、超重、心理因素（压力过大）、缺乏运动和不合理膳食等，如图 4-7 所示。

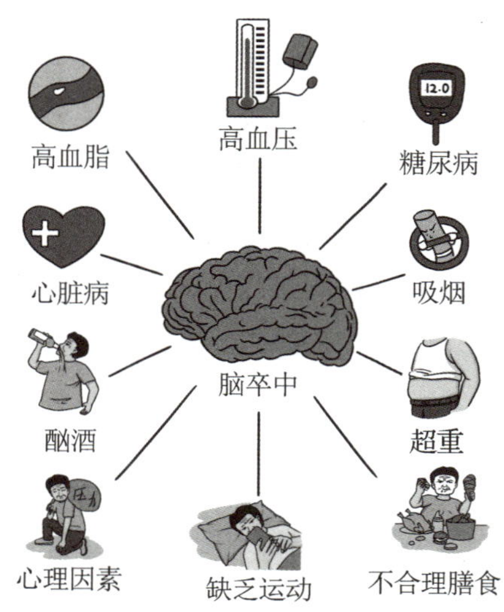

图 4-7　脑卒中的可干预危险因素

急救知识窗

控制危险因素，科学预防卒中

（1）尽早、积极、有效地控制和治疗高血压、糖尿病、高血脂和心脏病等基础原发病，可降低脑卒中的发病率。

（2）避免过度劳累，改正吸烟、酗酒和熬夜等不良生活习惯。

（3）坚持适度的运动，以身体微汗、不感到疲劳、运动后自感身体轻松为宜。

（4）保持健康的心态和良好的情绪，尝试通过听音乐和阅读书籍等方式减轻压力。

（5）保持良好的饮食习惯和饮食规律。避免食用油炸食物，限制食盐的摄入（提倡人均每日烹调油的摄入量为 25～30 g，每日食盐的摄入量不高于 5 g）；多吃蔬菜、水果和谷类食物。

（6）定期做专项体检，如定期监测血糖和血压等。

（二）主要表现

脑卒中的三级预防

（1）突发单侧肢体无力或麻木：表现为一侧手臂或腿突然失去力量或感觉，此为脑卒中的典型表现。

（2）面部不对称或下垂：表现为一侧面部下垂或口角歪斜，表情不对称。

（3）言语困难：表现为说话含糊不清、无法表达或理解语言。

（4）视力障碍：表现为一眼或双眼突然视力下降、视野缺损，甚至短暂失明。

（5）头晕、失去平衡或协调能力：表现为突发头晕、行走困难、失去平衡或协调能力。

（6）剧烈头痛：表现为急剧的且无明显诱因的头痛。

（7）意识改变：表现为突然意识模糊或丧失。

（8）恶心和呕吐：常伴随头晕、头痛等出现。

急救知识窗

熟记两个口诀，快速识别卒中

1. **“BE FAST”口诀**

2021年7月，中国卒中学会正式发布了识别卒中早期症状的“BE FAST”口诀，如图4-8所示。各字母的含义如下所述：

B（balance，平衡）：平衡或协调能力丧失，突然出现行走困难。

E（eyes，眼睛）：突发视力变化，视物困难。

F（face，面部）：面部不对称，口角歪斜。

A（arms，手臂）：手臂突发无力感或麻木感，通常出现在身体一侧。

S（speech，语言）：说话含混，不能理解别人的语言。

T（time，时间）：当出现上述症状时，把握好时间至关重要，请勿等待症状自行消失，应立即拨打120急救电话。

2. **“中风120”口诀**

“1”代表“看到1张不对称的脸”，“2”代表“2只手臂是否出现单侧无力”，“0”代表“聆（零）听讲话是否清晰”，如图4-9所示。若自己或他人出现上述任何一个症状，则有可能发生脑卒中，应立即拨打120急救电话。

B 难平衡
E 看不清
F 面不正
A 臂不平
S 语不灵
T时间　发生以上任何症状请立即拨打120急救电话!!!
120
绿色通道
1看1张脸
不对称
口角歪斜
2查2只手臂
平行举起
单侧无力
0（聆）听讲话
言语不清
表达困难
有上述任何异常
拨打120

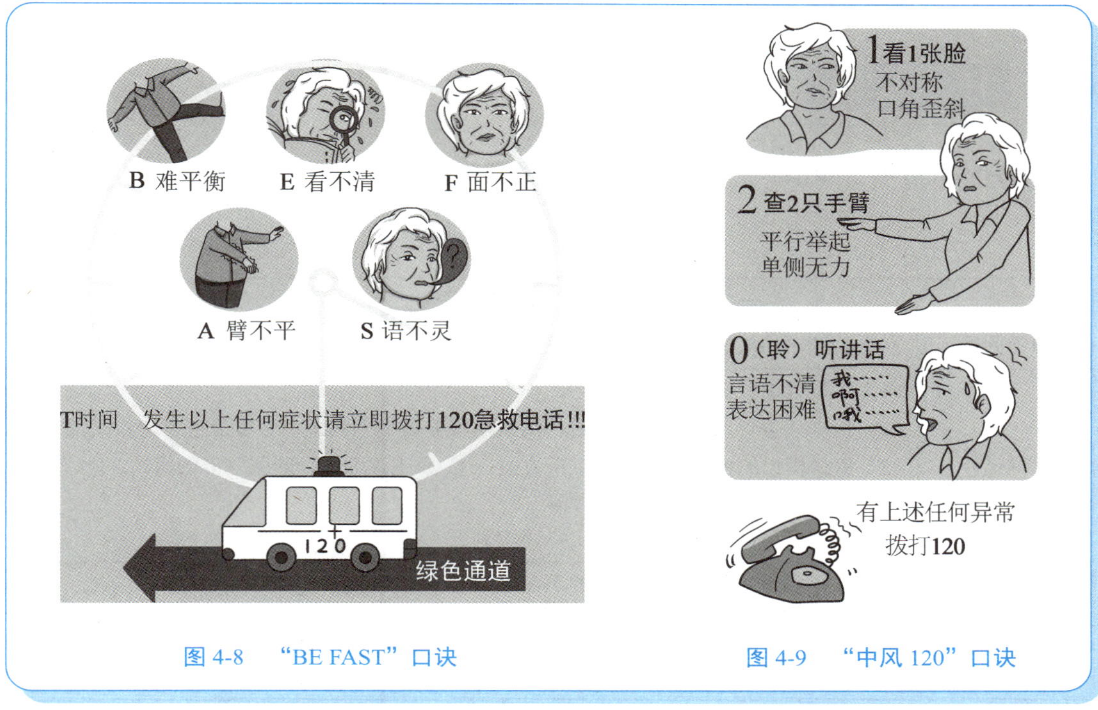

图 4-8　“BE FAST”口诀　　图 4-9　“中风 120”口诀

二、脑卒中的急救方法

（1）若怀疑患者发生脑卒中，应立即拨打急救电话，或送往附近医院诊治。

（2）根据患者的舒适度、身体能力和认知能力，帮助其调整到最佳体位（如坐位和仰卧位等）。同时，注意及时清除患者的呕吐物和分泌物，保持呼吸道通畅。

（3）嘱患者不要随意活动，并尽量减少对患者的搬动。

（4）暂时禁止患者进食及饮水。

（5）密切观察患者的呼吸变化，若患者无意识（或反应）、呼吸异常，应立即进行心肺复苏。

急救便利贴

及时发现脑卒中的早期症状极其重要，越早发现，越早治疗，效果越好。患者在发病后应立即将其送往附近的卒中中心或具有救治能力的医院接受规范治疗，以增加恢复的机会，提高生活质量。

任务实施

结合本任务所学知识，根据表 4-3 完成任务实施。

表 4-3　任务实施活动表

类别	任务描述
理论回顾	回顾脑卒中的概念、发生原因、主要表现和急救方法
模拟操作	（1）学生自由分组，每组 6～8 人 （2）根据任务导入的情景，组员扮演家政服务员小王和患者张爷爷进行情景模拟 （3）情景模拟的内容至少包括以下方面：① 小王评估、判断张爷爷的病情；② 小王采取正确的急救方法对张爷爷施救 （4）其余组员仔细观看，并提出点评意见
思考总结	根据点评意见，总结模拟操作的不足之处，并做出改正
	总结本任务学习中遇到的难题及其解决方法
	总结本任务的学习收获与感受

任务四　掌握癫痫发作急救技术

任务导入

王先生，58 岁，患有癫痫病 10 年，平时依赖药物维持病情稳定，但偶有发作。某天，家政服务员小苏陪同王先生在公园散步时，王先生突然发病倒地，出现全身抽搐、口吐白沫的症状。基于对王先生病情的了解，小苏立刻意识到这是癫痫发作，于是迅速且冷静地对王先生实施了急救措施。

任务描述

请根据本任务所学知识采取正确的急救方法，对王先生实施急救。

一、癫痫发作的概述

癫痫（见图 4-10）是一种由脑神经元过度放电导致的突然、反复和短暂的脑功能障碍。

癫痫发作通常指一次发作过程。一次癫痫发作持续的时间非常短，数秒至数分钟。

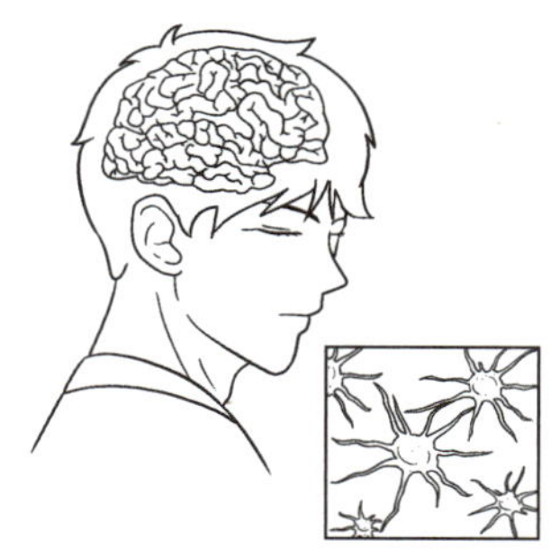

图 4-10　癫痫

（一）发生原因

癫痫发作常由颅脑外伤、感染、中毒和脑血管疾病等损害引起，婴幼儿可能会因突发高热而出现癫痫发作。此外，遗传、疲劳、饥饿、便秘、饮酒、焦虑、情绪激动和睡眠不足等因素也与癫痫发作密切相关。

急救知识窗

癫痫与癫痫发作的预防措施

1．癫痫的预防措施

（1）积极响应国家优生优育政策。孕妇在孕期前 3 个月应远离辐射，并避免病毒和细菌感染。此外，孕妇在孕期应规律孕检，防止胎儿出现缺氧和窒息等情况。

（2）若婴幼儿发热应及时就诊，避免发生热性惊厥而损伤脑组织。同时，应照看好婴幼儿，避免发生脑外伤。

（3）保持健康的生活方式，以减少脑炎、脑膜炎和脑血管疾病的发生。

2．癫痫发作的预防措施

（1）生活规律，按时休息，保证充足的睡眠，避免熬夜和过度疲劳，避免长时间看电视和打游戏。

（2）饮食清淡，多吃新鲜的水果和蔬菜，避免摄入咖啡和可乐等刺激性饮料及辛辣食物，同时要戒烟、戒酒。

（3）按时、规律服用抗癫痫药物，不可随意增减药量，并定期复诊。

（4）保持情绪稳定，避免过于激动。

（二）主要表现

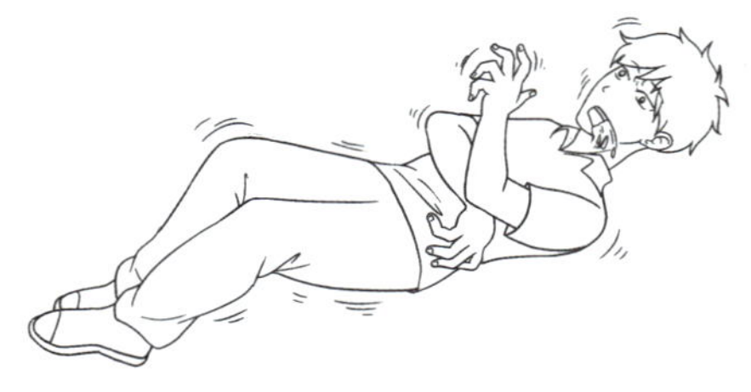
图 4-11 癫痫发作的主要表现

癫痫患者的症状多种多样，典型的癫痫发作以意识丧失和全身抽搐为特征。患者最常见的表现为突然神志不清，跌倒在地（常因此跌伤），双眼上翻或瞪目呆视，面色青紫，随即发生全身肌肉抽搐、咬牙、口吐白沫，有时可伴大小便失禁，如图 4-11 所示。

急救互动坊

2006 年 10 月第二届“北京国际癫痫论坛”上，中国抗癫痫协会发起了创办“国际癫痫关爱日”的倡议，旨在让更多癫痫患者早日摆脱疾病的困扰，共同为实现伟大的中国梦而一起努力。请同学们以小组为单位，查阅相关资料，讨论如何为癫痫患者提供更好的社会支持？

二、癫痫发作的急救方法

癫痫发作的急救方法

（1）将患者缓慢安置在地面上，以防突然跌倒导致受伤，如图 4-12（a）所示。

（2）在患者头部下方放置柔软的填充物（如垫子或折叠的衣物）以保护头部，并解开患者的衣领和腰带，使其呼吸道通畅，如图 4-12（b）所示。

（3）若患者癫痫发作症状较轻，应保持冷静，在确保安全的前提下持续看护患者直到发作结束。

（4）若患者携带抗癫痫药物，可在适宜时协助给药。

（5）若出现以下情况，应立即拨打急救电话寻求专业急救人员的帮助：① 患者已经受伤；② 患者为首次癫痫发作；③ 癫痫发作时间超过 5 min；④ 发作结束后，患者未恢复意识或反应；⑤ 癫痫重复发作或频率增加，以及与平时不同类型的癫痫发作；⑥ 患者为孕妇或糖尿病患者；⑦ 患者出现高热；⑧ 患者受酒精的影响；等等。

（6）发作结束后，应时刻监测患者的呼吸状态。若患者呼吸正常，则应使其侧卧，以利于口腔内容物排出，确保气道通畅，如图 4-12（c）所示；若患者无意识（或反应）、呼吸异常，应立即实施心肺复苏。

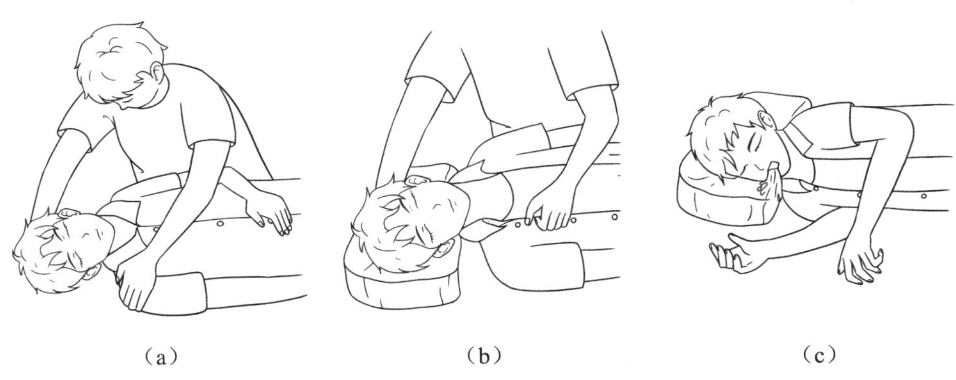

（a）　（b）　（c）

图 4-12　癫痫的急救方法

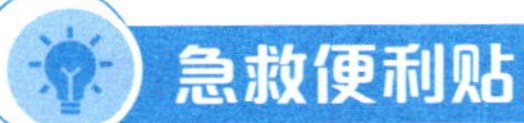

急救便利贴

（1）患者发作时，不可强行按压其肢体，也不可强行在其牙齿之间或口中插入任何东西，以免引起二次伤害。

（2）发作过程中，为避免患者再受刺激，不要采用针刺或手掐人中的急救方法。

（3）注意为患者保暖，并保持周围环境安静。

任务实施

结合本任务所学知识，根据表 4-4 完成任务实施。

表 4-4　任务实施活动表

类别	任务描述
理论回顾	回顾癫痫、癫痫发作的概念和发生原因，癫痫发作的主要表现和急救方法
模拟操作	（1）学生自由分组，每组 6～8 人 （2）根据任务导入的情景，组员扮演家政服务员小苏和患者王先生进行情景模拟 （3）情景模拟的内容至少包括以下方面：① 小苏评估、判断王先生的病情；② 小苏采取正确的急救方法对王先生施救 （4）其余组员仔细观看，并提出点评意见
思考总结	根据点评意见，总结模拟操作的不足之处，并做出改正
	总结本任务学习中遇到的难题及其解决方法
	总结本任务的学习收获与感受

任务五　掌握急腹症急救技术

任务导入

放学后，7 岁的宁宁兴高采烈地在路边小摊上买了一块雪糕和一瓶冰镇汽水，他边走边品尝着雪糕，时不时惬意地喝上一口冰镇汽水，享受着炎炎夏日里的清凉。然而，刚踏进家门没多久，宁宁便觉得肚子隐隐作痛，随后腹泻频繁，腹痛也愈发剧烈，并伴随着呕吐的现象。

此时，宁宁的父母恰巧外出未归，家中只有受他们委托前来照看宁宁的社区家政服务员刘阿姨。看到宁宁的情况，刘阿姨迅速联系了宁宁的父母，并将情况详细告知。

任务描述

请根据本任务所学知识采取合适的急救方法，对宁宁实施急救。

一、急腹症的概述

急腹症是指各种原因引起的以急性腹痛为表现的腹腔内外脏器急性病变，具有起病急、病程短的特点，若处理不及时，极易发生严重后果，甚至危及患者生命。

（一）发生原因

急腹症的发生原因主要有急性感染（急性胃肠炎、急性阑尾炎、急性胆囊炎、急性胰腺炎等）、急性梗阻或扭转（急性肠梗阻等）、空腔脏器穿孔（胃、十二指肠溃疡穿孔等）、腹部血管病变、妇科疾病和产科疾病等。

（二）主要表现

急性腹痛是急腹症最典型的症状，不同脏器病变引起的腹痛部位有所不同，如表 4-5 所示。除此之外，患者往往还伴有恶心、呕吐等消化系统症状，部分患者还会有发热等全身表现，如图 4-13 所示。

表 4-5　腹痛部位与病变脏器的关系

腹痛部位	病变脏器
右上腹	肝、胆、胃、十二指肠、结肠右曲、右肾、右膈下、右肺、胸膜
左上腹	胃、胰、脾、结肠左曲、左膈下、左下肺、左肾、胸膜
脐部或脐周	小肠、网膜、肠系膜、淋巴结
脐下	膀胱、子宫、盆腔
右下腹	阑尾、回肠、回盲部、右输尿管、右卵巢
左下腹	乙状结肠、降结肠、左输尿管、左卵巢

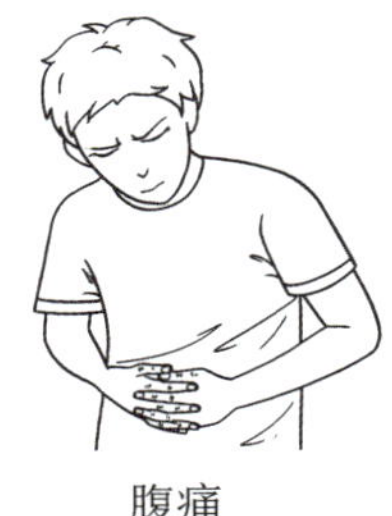

腹痛

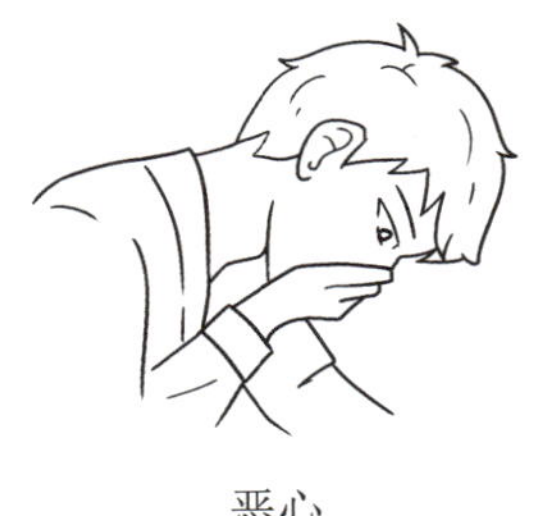

恶心

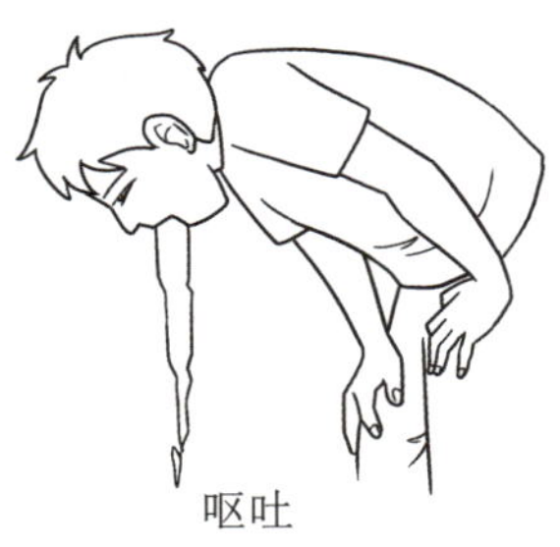

呕吐

图 4-13　急腹症的主要表现

二、急腹症的急救方法

（1）安抚患者，稳定患者情绪。

（2）帮助患者取舒适的体位安静休息。

（3）注意患者有无高热、恶心、呕吐和腹泻等，并做好记录。

（4）及时拨打急救电话，或送往附近医院诊治。

急救便利贴

（1）突然、剧烈的腹痛常提示严重疾病，如急性阑尾炎。病情可迅速恶化，应及时拨打急救电话。

（2）若腹痛没有缓解，并伴有严重腹泻和反复呕吐，则可能导致患者脱水，应及时协助患者就医。

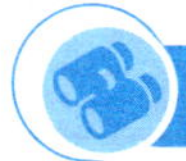

急救新视界

中医外敷法缓解急性胃肠炎所致腹痛

方法一：首先，选用大黄、芒硝、枳实、赤芍、槟榔、木香、川楝子、姜黄、玄胡、沉香、香附和乌药等药物，将其研磨成粉；其次，将少许白酒或食醋与粉末混合，搅拌均匀后装入布袋内制成药包；再次，用微波炉将药包加热至 70 ℃左右，并用大毛巾包裹；最后，在腹痛部位涂抹少量凡士林，并将包裹的药包放置于疼痛部位，来回推熨或回旋运转。操作时需注意，开始时力度轻并保持稍快的速度，随着药包温度的降低，可适当增加操作力度，同时减慢速度。建议每次操作时长约 20 min，每天 1 次。

方法二：选用芍药、甘草、肉桂、木香、高良姜和小茴香各 30 g，将其研磨成粉，加入少量粗盐装入布袋内制成药包，在患者的肚脐部位来回推熨或回旋运转（操作方法同方法一）。

资料来源：中华中医药学会脾胃病分会，《腹痛中医诊疗专家共识（2023）》《中国中西医结合消化杂志》2024 年第 9 期，有改动

任务实施

结合本任务所学知识，根据表 4-6 完成任务实施。

表 4-6　任务实施活动表

类别	任务描述
理论回顾	回顾急腹症的概念、发生原因、主要表现和急救方法
模拟操作	（1）学生自由分组，每组 6～8 人 （2）根据任务导入的情景，组员扮演家政服务员刘阿姨和患者宁宁进行情景模拟 （3）情景模拟的内容至少包括以下方面：① 刘阿姨评估、判断宁宁的病情；② 刘阿姨采取正确的急救方法对宁宁施救 （4）其余组员仔细观看，并提出点评意见
思考总结	根据点评意见，总结模拟操作的不足之处，并做出改正
	总结本任务学习中遇到的难题及其解决方法
	总结本任务的学习收获与感受

任务六　掌握低血糖症急救技术

任务导入

李阿姨有 10 年的糖尿病史，平时通过口服降糖药物和合理饮食来调控血糖。最近，由于血糖波动较大，医生建议李阿姨采用胰岛素治疗。根据医生的建议，李阿姨开始每天早晚两次注射短效胰岛素。经过几天的血糖自我监测，李阿姨发现早晨空腹血糖仍然偏高，于是自行增加了早晨胰岛素的注射剂量。然而，大约 1 h 后，李阿姨突然感到心慌，并出现面色苍白、手抖和出冷汗等症状。此时，家政服务员小刘正好上门服务，询问李阿姨的情况后，结合其病史，立即对李阿姨采取急救措施。

任务描述

请根据本任务所学知识选择合适的急救方法，对李阿姨实施急救。

一、低血糖症的概述

低血糖症是指多种原因引起人体血糖浓度低于 2.8 mmol/L（糖尿病患者低于 3.9 mmol/L）而导致脑细胞损伤的一组临床综合征。

急救便利贴

维持血糖稳定的生理意义主要在于确保脑细胞正常发挥其功能，这是因为脑细胞所需的能量几乎完全直接来自葡萄糖。

（一）发生原因

1. 疾病因素

某些疾病（如胰岛 β 细胞瘤和胰岛细胞增生等）可使胰岛素分泌增多，从而使血糖降低；有些疾病（如肾上腺皮质功能减退和垂体功能减退等）可使对抗胰岛素的激素分泌不足，使血糖无法升高；有些肝脏疾病（如肝硬化、重度脂肪肝和肝癌等）也会导致血糖降低。

2. 糖原缺乏

严重营养不良、长期食物摄入不足等，会使糖原供应或合成减少；哺乳期妇女泌乳过多、严重腹泻、剧烈运动等，会使糖原过量丧失。上述情况均易导致低血糖症。

3. 药物因素

胰岛素或其他降糖类药物使用不当所导致的低血糖症在糖尿病患者中最为常见。

4. 其他因素

例如，空腹大量饮酒、食用荔枝等易引起低血糖症。

（二）主要表现

低血糖症患者通常表现为出汗、饥饿感、心慌、颤抖、焦虑、面色苍白等，如图 4-14 所示。持续严重的低血糖症将导致患者昏迷，可造成永久的脑损伤，甚至死亡。

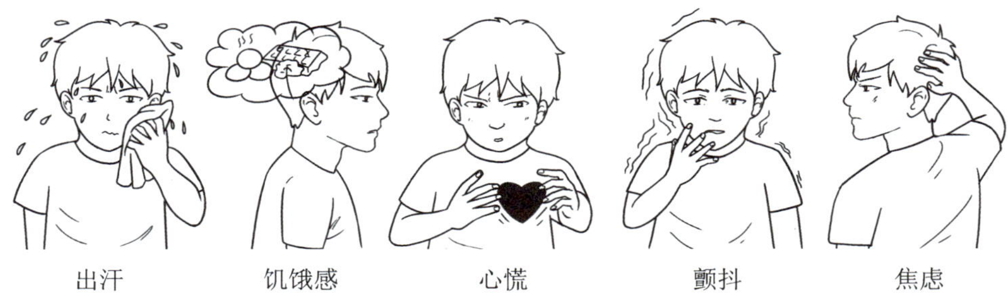

图 4-14　低血糖症的主要表现

二、低血糖症的急救方法

（1）保持周围环境安静，协助患者坐下或躺下休息。

（2）如有条件，应为患者测量血糖，以确定是否发生低血糖症。

（3）对有意识、有反应且能够自主吞咽的患者，在征得其本人同意后，可以给予糖水、含糖饮料、糖果、饼干和面包等含糖量高的食物以提高血糖水平，如图 4-15 所示。进食后，若 15 min 后症状仍没有缓解，可让患者再次服用适量含糖量高的食物。若患者 30 min 内症状仍无改善，则应立即拨打急救电话。

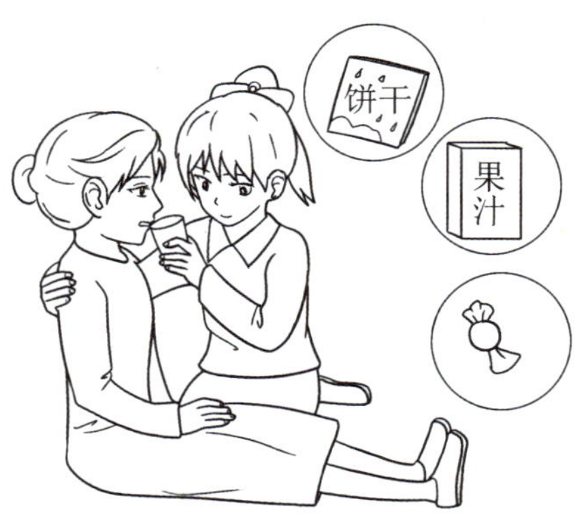

图 4-15　低血糖症的急救方法

（4）若患者出现昏迷或者意识模糊的情况，难以自行进食，则应立即拨打急救电话或迅速将其送往附近医院治疗。

任务实施

结合本任务所学知识，根据表 4-7 完成任务实施。

表 4-7　任务实施活动表

类别	任务描述
理论回顾	回顾低血糖症的概念、发生原因、主要表现和急救方法
模拟操作	（1）学生自由分组，每组 6～8 人 （2）根据任务导入的情景，组员扮演家政服务员小刘和患者李阿姨进行情景模拟 （3）情景模拟的内容至少包括以下方面：① 小刘评估、判断李阿姨的病情；② 小刘采取正确的急救方法对李阿姨施救 （4）其余组员仔细观看，并提出点评意见
思考总结	根据点评意见，总结模拟操作的不足之处，并做出改正
	总结本任务学习中遇到的难题及其解决方法
	总结本任务的学习收获与感受

任务七　掌握休克急救技术

任务导入

王奶奶今年 70 岁，有多年的心脏病史，一直持续服用药物。一天上午，家政服务员小郭在客厅整理杂物时，突然听到卧室内传来王奶奶微弱的呻吟声。她立即快步走进卧室，发现王奶奶面色苍白地躺在床上，呼吸急促且不规则，双手湿冷。凭借对王奶奶健康状况的了解及自身具备的基本急救知识，小郭迅速判断出王奶奶可能发生了休克，于是立即实施紧急救护。

任务描述

请根据本任务所学知识采取正确的急救方法，对王奶奶实施急救。

一、休克的概述

休克是指由有效循环血量锐减、全身微循环障碍导致重要生命器官（心、脑、肺、肾和肝）严重缺血、缺氧的综合征。

（一）发生原因

休克的发生原因主要包括各种心脏病导致的心功能障碍、中毒、严重创伤、严重感染（如败血症、腹膜炎和中毒性菌痢等）、大量出血、大面积烧伤、严重腹泻、严重过敏（如青霉素过敏等）、剧痛和脊髓损伤等。

（二）主要表现

根据发病过程，休克可分为休克代偿期和休克失代偿期。

1. 休克代偿期

休克代偿期的患者表现为精神紧张、兴奋或烦躁不安，面色苍白，手足湿冷，心率加速，呼吸加快，尿量减少，等等，如图 4-16 所示。此时若能处理得当，休克常能较快纠正，否则病情继续发展，进入休克失代偿期。

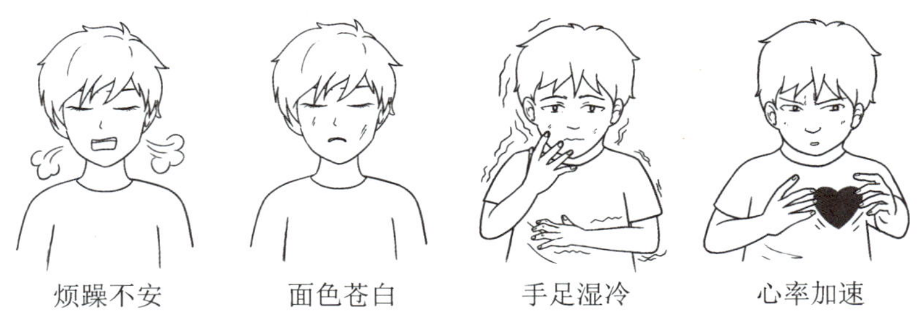

图 4-16　休克代偿期的主要表现

2. 休克失代偿期

休克失代偿期的患者表现为神情淡漠、反应迟钝，甚至出现意识模糊或昏迷；出冷汗，口唇、肢端青紫，脉搏细速，血压下降等，如图 4-17 所示。严重时，全身皮肤明显青紫，四肢湿冷，脉搏摸不到、血压测不出，少尿甚至无尿。

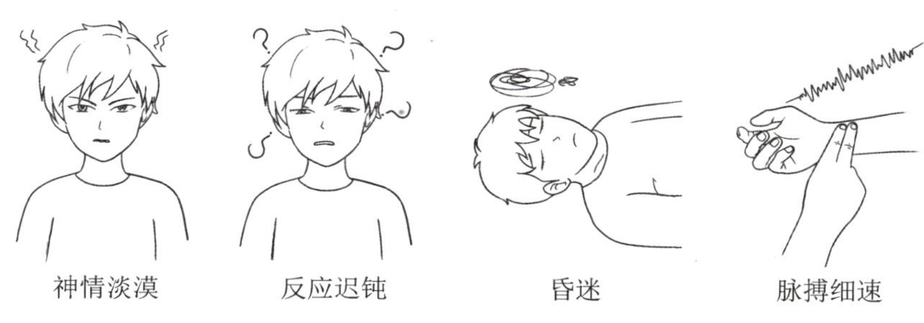

图 4-17　休克失代偿期的主要表现

急救便利贴

凡遇到严重损伤、大量出血、重度感染者，应想到并发休克的可能。

二、休克的急救方法

（1）帮助患者取仰卧位（或其他舒适体位），在患者无外伤的情况下，若能使患者更舒适，可将患者的腿部抬高 30°～60°，如图 4-18 所示。若患者呼吸困难或表示仰卧位不适，可协助其调整至最舒适的姿势，如前倾或后倾的坐姿。

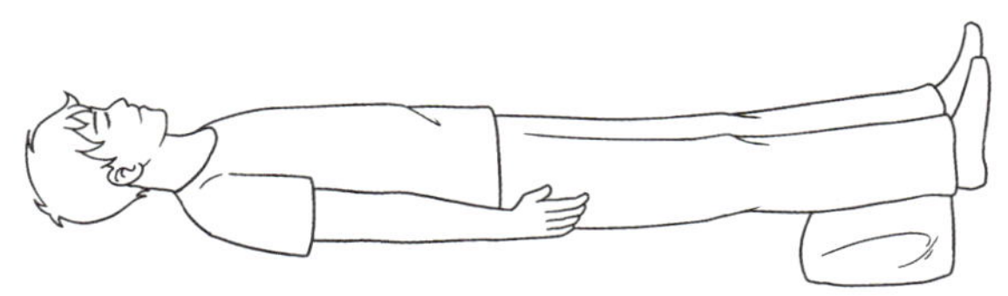

图 4-18　仰卧位

（2）针对患者休克的起因提供救护。例如，对严重过敏反应者，可协助其服药；对严重出血者，可根据有关外伤处理方法进行急救；对无意识（或反应）、呼吸异常者，应立即实施心肺复苏。

（3）立即拨打急救电话。若距离医院较近，可在现场实施急救后立即将患者送至医院救治，运送途中应使患者身体保持平稳。

（4）松解患者领带、衣扣和腰带，及时清除口腔呕吐物、分泌物或异物，保持气道通畅，并将头偏向一侧，以防误吸。

（5）对于低体温者，应注意保暖；对于高热者，应给予适当的降温（以物理降温为宜）。

（6）不要喂食、喂水，以防误入气道引起患者窒息。

（7）注意监测患者的呼吸、体温及尿量情况，并及时记录。

急救家政通

促进家政服务落脚社区

2019 年，国务院出台“推动家政进社区”这一意见，旨在使家政企业以独营、嵌入、合作、线上等方式进驻社区，开展培训、招聘、服务等家政相关业务。相关部门随即开展家政服务业提质扩容“领跑者”行动，确定北京市朝阳区、河北省衡水市、河南省郑州市和甘肃省兰州市等 32 个城市（区）为领跑城市。

据了解，河南省郑州市搭建了超 300 家的一站式社区家政便民服务中心，针对居民需求提供精准居家服务，包括生活照料、医疗康复、助餐助浴和急救就医等；甘肃省兰州市虚拟养老院中的技术人员为独居的老年人安装智能看护设备，整合本地餐饮、医疗和家政服务等资源，让老年人在家中就能享受全方位的照护。

此外，有关部门和领跑城市还引导家政企业创新非住家的“点单式服务”“分时段服务”新模式，逐步突破“住家保姆 24 小时在岗模式”的限制，引领家政服务职业化发展。

资料来源：焦鹏，《到 2025 年，全国基本实现社区家政服务能力全覆盖——把家政服务嵌入社区》，新华网，2023 年 4 月 25 日，有改动

任务实施

结合本任务所学知识，根据表 4-8 完成任务实施。

表 4-8　任务实施活动表

类别	任务描述
理论回顾	回顾休克的概念、发生原因、主要表现和急救方法
模拟操作	（1）学生自由分组，每组 6～8 人 （2）根据任务导入的情景，组员扮演家政服务员小郭和患者王奶奶进行情景模拟 （3）情景模拟的内容至少包括以下方面：① 小郭评估、判断王奶奶的病情；② 小郭采取正确的急救方法对王奶奶施救 （4）其余组员仔细观看，并提出点评意见
思考总结	根据点评意见，总结模拟操作的不足之处，并做出改正
	总结本任务学习中遇到的难题及其解决方法
	总结本任务的学习收获与感受

项目检测

一、填空题

1．哮喘急性发作是指哮喘患者在接触变应原、刺激物或发生呼吸道感染后，突发________、________、________和________等症状，或其原有症状急剧加重的过程。

2．心绞痛患者可出现________压榨性疼痛，且疼痛向________、________或下颌部放射。

3．癫痫患者的症状多种多样，典型的癫痫发作以________和________为特征。

4．________是急腹症最典型的症状。

5．休克可分为________和________两个阶段。

二、单选题

1．脑出血的基本病因是（　　）。

A．剧烈活动　　B．情绪激动

C．血脂异常　　D．高血压合并动脉粥样硬化

2．下列有关急性冠脉综合征患者主要表现的表述，错误的是（　　）。

A．胸痛可呈现间歇性（通常持续数分钟）或持续性

B．部分患者仅感到憋闷或有胸部压迫感、烧灼感

C．所有急性冠脉综合征患者均会出现胸痛

D．患者可伴有出汗、恶心、呕吐等表现

3．某患者突发右下腹疼痛，提示其病变部位可能位于（　　）。

A．肝　　B．阑尾

C．右肺　　D．胃

4．糖尿病患者低血糖症的判断标准是空腹血糖浓度低于（　　）。

A．2.8 mmol/L　　B．3.8 mmol/L

C．3.9 mmol/L　　D．4.0 mmol/L

5．某患者出现精神紧张、兴奋或烦躁不安，面色苍白，四肢湿冷，心率加速，呼吸加快，尿量减少的现象，判断可能是发生了（　　）。

A．晕厥　　B．昏迷　　C．低血糖症　　D．休克

三、简答题

1. 简述定量吸入器的使用方法。
2. 简述脑卒中的主要表现。
3. 简述休克的急救方法。

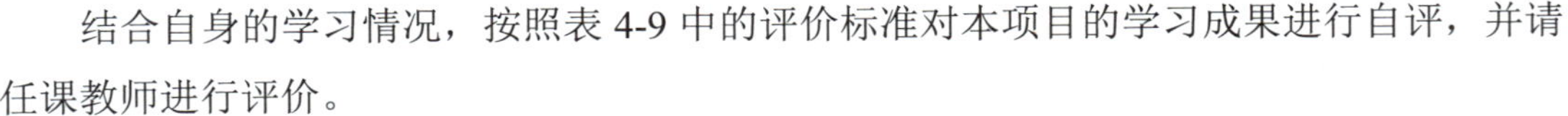

项目学习成果评价

结合自身的学习情况，按照表 4-9 中的评价标准对本项目的学习成果进行自评，并请任课教师进行评价。

表 4-9　项目学习成果评价表

班级		组号		日期	
姓名		学号		任课教师	
项目名称	抢抓时机，转危为安——常见急危重症急救技术				
评价项目	评价标准	分值	评分		
			自评分	师评分	
知识	掌握哮喘急性发作、急性冠脉综合征、脑卒中、癫痫发作、急腹症、低血糖症和休克的急救方法	20			
	熟悉哮喘急性发作、急性冠脉综合征、脑卒中、癫痫发作、急腹症、低血糖症和休克的主要表现	10			
	了解哮喘急性发作、急性冠脉综合征、脑卒中、癫痫发作、急腹症、低血糖症和休克的概念和发生原因	10			
技能	能够快速识别常见急危重症，准确判断患者的病情	20			
	能够正确、规范、快速地对常见急危重症者实施紧急救护	20			
素质	具有健康向上的服务意识，主动学习急救知识和技能，为服务对象的生命健康保驾护航	10			
	具备终身学习的能力，不断更新知识结构，提升专业技能和服务水平	10			
合计		100			
总分（自评分×40%+师评分×60%）					
自我评价					
教师评价					

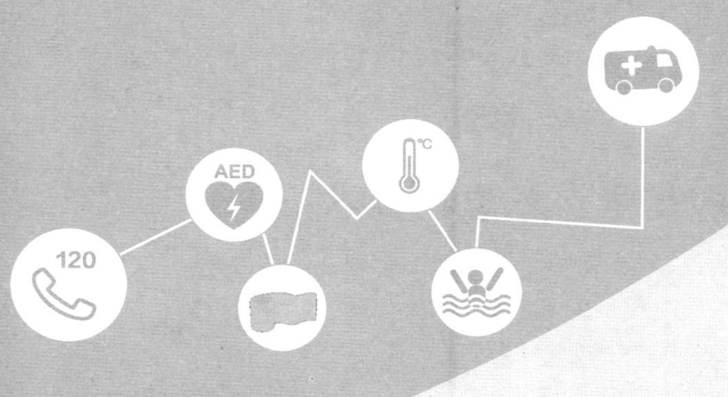

项目五

因人制宜，精准施救——特殊人群常见急救技术

知识目标

- 掌握儿童发热和热性惊厥的急救方法，以及老年人跌倒和坠床的急救方法。
- 熟悉老年人走失的应急处理措施。
- 了解儿童发热和热性惊厥的发生原因和主要表现，以及老年人跌倒、坠床和走失的发生原因。

技能目标

- 能够快速识别儿童和老年人的常见危急情况。
- 能够迅速对儿童和老年人的特殊危急情况精准施救。

素质目标

- 能够认识到在紧急情况下对特殊人群提供及时有效救助的重要性，并增强自身的社会责任感。
- 在急救过程中，具有理解并关爱特殊人群的人道主义精神。

任务一　掌握儿童常见急救技术

任务导入

张先生夫妇因工作原因外出，嘱托家政服务员李阿姨照顾他们4岁半的儿子晶晶。下午，晶晶从幼儿园放学后，跑到公园里和小伙伴们尽情玩耍，玩得满头大汗，于是随手脱掉了自己的外套。此时已近冬季，不时有寒风吹过，李阿姨见状连忙跑过来给晶晶穿上了外套，并带着他回到了家中。

晚上9点左右，晶晶有些精神不振。李阿姨检查发现，晶晶全身发热，测量体温显示为38.5 ℃。李阿姨立刻给晶晶服用了退热药物。十几分钟后，晶晶突然出现四肢抽搐、双眼上翻、牙关紧闭的症状。意识到晶晶可能是热性惊厥发作，李阿姨并未慌乱，而是迅速对晶晶采取了相应的急救措施。

任务描述

请根据本任务所学知识采取正确的急救方法，对晶晶实施紧急救护。

如何对晶晶展开紧急救护

一、儿童发热

（一）儿童发热的概述

一般而言，当腋下温度≥37.5 ℃，一昼夜体温波动范围在1 ℃以上，即为发热。以腋下温度为准，发热程度可分为低热（37.5～38.0 ℃）、中热（38.1～38.9 ℃）、高热（39.0～40.9 ℃）和超高热（≥41 ℃）。

1. 儿童发热的发生原因

儿童发热的主要原因是感染，其中以病毒感染（如流行性感冒、麻疹和幼儿急疹等）、细菌感染（如细菌引起的急性胃肠炎和猩红热等）和非典型微生物感染（如肺炎支原体肺炎等）常见。

急救互动坊

请同学们以小组为单位，查阅相关资料，探讨不同类型的感染导致的患儿的体温变化有何差异。

2. 儿童发热的主要表现

发热过程可分为体温上升期、高热持续期和体温下降期，各期表现有所不同。

（1）体温上升期：主要表现为疲乏无力、皮肤苍白、干燥无汗、畏寒，甚至寒战。

（2）高热持续期：主要表现为面色潮红、皮肤灼热、口唇干燥、呼吸加快、头痛头晕、食欲减退、全身不适、软弱无力。

（3）体温下降期：主要表现为大量出汗、皮肤潮湿。

（二）儿童发热的急救方法

（1）大多数情况下，无须对患儿进行药物降温。当患儿体温≥38.5 ℃和（或）出现明显不适时，可协助其口服推荐剂量的退热药物（对乙酰氨基酚或布洛芬）。此外，可通过温水外敷患儿额头、温水浴、贴退热贴和降低室内温度等方法使患儿感到舒适。

（2）实施降温措施后，应定时测量体温，并密切观察患儿有无其他不适表现。

（3）若患儿出现以下情况，应及时就医：① 患儿为 3 月龄以下的婴儿；② 体温高达 39 ℃以上；③ 使用退热药物后高热不退或持续 3 日以上；④ 其他令人担心的症状等。

急救便利贴

（1）应让患儿注意休息和喝水，以补充出汗造成的体液流失。

（2）应为患儿穿着轻薄衣物，避免为患儿盖过多的毯子或被子。

急救知识窗

发热患儿就医前的防护措施

1. 佩戴口罩

患儿及其照护者在进入医院和与医务人员接触时应戴口罩，以减少呼吸道病原体传播的风险。疑似呼吸道传染病的患儿及其照护者在病情允许的情况下应戴医用外科口罩或医用防护口罩。

2. 注意手卫生

患儿及其照护者应经常用洗手液（或肥皂）和流动水洗手，或使用含乙醇的速干手消毒剂进行手部消毒。特别是在接触公共物品或进食前后，务必注意手卫生。尽量减少公共区域接触，如电梯按钮和扶手等。若必须接触，应加强手卫生或使用纸巾接触等。

3. 注意咳嗽和打喷嚏礼仪

咳嗽或打喷嚏时，患儿及其照护者应用纸巾或肘部遮住口鼻，或用口罩遮住口鼻，以避免飞沫传播。

4. 保持距离

在可能的情况下，患儿及其照护者应与他人保持有效的安全距离，以减少飞沫传播的风险。

资料来源：国家感染性疾病医疗质量控制中心，
《发热患儿就诊流程规范化管理专家共识》，
《中华实用儿科临床杂志》2023 年第 12 期，有改动

二、儿童热性惊厥

（一）儿童热性惊厥的概述

热性惊厥是指发热（体温至少 38 ℃）引起的惊厥发作，局限于 6 月龄至 5 岁神经系统发育正常的儿童，通常发生于发热后 24 h 内。

1. 儿童热性惊厥的发生原因

儿童热性惊厥多由发热性疾病引起，病毒感染是主要原因。

2. 儿童热性惊厥的主要表现

患儿主要表现为意识突然丧失、肌肉强直或痉挛、双眼上翻、牙关紧闭、口吐白沫和口周青紫等。

急救知识窗

儿童热性惊厥的预防措施

（1）引导儿童进行适当的体育锻炼，增强机体的免疫力，避免或减少急性发热性疾病的发生。

（2）根据天气的实际情况，适当为儿童添减衣物。

（3）在传染病流行时期，避免带儿童去人群密集的场所。家人感冒时，应及时隔离，不与儿童接触，避免儿童被传染。

（4）及时识别儿童的发热迹象，并采取降温措施或及时就诊。

资料来源：金剑，《小儿高热惊厥的急救与预防》，《江苏卫生保健》2020 年第 7 期，有改动

（二）儿童热性惊厥的急救方法

（1）将患儿平卧于通风凉爽处，头偏向一侧。

（2）依次解开患儿的衣扣、衣领和裤带，保持患儿气道通畅。若患儿出现呕吐，应及时清除口腔、鼻腔内的呕吐物，避免误吸引起窒息。

（3）持续看护患儿直到发作结束。大多数患儿的热性惊厥呈短暂发作，持续时间 1～3 min，可在患儿发作停止后，再将患儿送至医院就诊。若患儿以前发生过惊厥持续状态，或者本次发作时间超过 5 min，应立即拨打急救电话或将患儿送至附近医院。

急救便利贴

（1）患儿发作时，应注意记录发作开始和停止的时间，同时观察患儿发作时的状态，以便就诊时提供给医生作为参考。

（2）患儿发作时，勿刺激患儿，不要往患儿口中塞入任何物体，也不要喂食任何食物、药物和水。切忌掐人中、撬开牙关、用力按压或摇晃患儿，以免加重症状或造成二次伤害。

（3）惊厥持续发作可导致神经系统损伤，因此应尽快送医治疗。家庭急救过程中，要遵循就近原则，不可长途奔波，以免耽误最佳治疗时间。

任务实施

结合本任务所学知识，根据表 5-1 完成任务实施。

表 5-1 任务实施活动表

类别	任务描述
理论回顾	回顾儿童发热、热性惊厥的发生原因、主要表现和急救方法
模拟操作	（1）学生自由分组，每组 6～8 人

续表

类别	任务描述
模拟操作	（2）根据任务导入的情景，组员扮演家政服务员李阿姨和患儿晶晶进行情景模拟 （3）情景模拟的内容至少包括以下方面：① 李阿姨评估、判断晶晶的病情；② 李阿姨采取正确的急救方法对晶晶施救 （4）其余组员仔细观看，并提出点评意见
思考总结	根据点评意见，总结模拟操作的不足之处，并做出改正
	总结本任务学习中遇到的难题及其解决方法
	总结本任务的学习收获与感受

任务二　掌握老年人常见急救技术

任务导入

小赵是一位经验丰富的家政服务员，受雇照顾 72 岁的李奶奶。一天，小赵在卫生间为李奶奶洗发时，注意到地面上有少量积水。为了防止李奶奶因此滑倒受伤，小赵决定前往客厅取一块地垫来铺在地面上。然而，就在小赵短暂离开卫生间的这段时间里，李奶奶误以为洗发过程已经结束，便试图自行站起，但因没抓稳扶手且地面湿滑，不慎跌倒在地。听到卫生间李奶奶的求救声后，小赵心中一紧，立刻返回查看。只见李奶奶倒在地上，无法自行起身，小赵随即展开紧急救护。

任务描述

请根据本任务所学知识，对李奶奶实施紧急救护。

一、老年人跌倒

跌倒在老年人群中的发生率较高，是老年人最常见的意外伤害。同时，跌倒危害极大，是老年人创伤性骨折的首要原因，也是我国 65 岁及以上老年人因意外伤害而死亡的首要原因。

（一）老年人跌倒的发生原因

1. 生理因素

衰老可导致人体肌力减退、视力变差和平衡能力降低等，从而增加老年人意外跌倒的风险。

2. 疾病因素

有些疾病可使老年人出现头晕、下肢无力和走路不稳等症状，从而导致老年人容易跌倒。常见的可诱发跌倒的疾病如表 5-2 所示。

表 5-2　常见的可诱发跌倒的疾病

疾病分类	常见疾病
循环系统疾病	低血压、高血压、心房颤动和心源性晕厥等
神经系统疾病	帕金森病、认知障碍、脑血管意外和周围神经系统病变等
运动系统疾病	骨关节病和风湿性关节炎等
感觉器官疾病	白内障和青光眼等

3. 药物因素

有些药物会影响老年人的神志、视觉、平衡力和血压等，从而增加老年人跌倒的风险。

老年人跌倒风险评估

4. 其他外部因素

穿底部不防滑、跟较高的鞋，穿不合身的衣裤，步行速度过快，进行不适合身体条件的运动，等等，都会增加老年人跌倒的风险。此外，地面湿滑、不平、有障碍物，照明不足，起身时缺乏支撑物，家具过高、过低或摆放不合适，等等，是导致老年人跌倒的常见环境因素。

急救便利贴

（1）对于老年人来说，起床时、夜间如厕时、洗澡时、服药后半小时内、上下车时、乘坐扶梯时、冬季外出活动时是容易发生跌倒的危险时刻。

（2）老年人跌倒绝大多数发生在家里，室内环境危险等级从高到低依次是卫生间、卧室、厨房、楼梯通道；室外则主要发生在人群拥挤、地面湿滑的地方。

（二）老年人跌倒的急救方法

首先，确认周围环境安全。其次，判断老年人的意识和呼吸情况，可轻拍老年人的双肩，分别在其双侧耳旁大声呼喊，看老年人有无意识（或反应）。

1. 有意识（或反应）老年人的急救方法

（1）若老年人有意识（或反应），可询问老年人是否记得跌倒时的情况。若老年人不能回忆起跌倒的过程，需警惕老年人出现脑血管意外。

（2）询问和查看老年人有无剧烈头痛、口角歪斜、口齿不清和手脚无力等脑卒中表现，肢体疼痛、肢体畸形和关节异常等骨折表现，腰背部疼痛、双腿活动（或感觉）异常和大小便失禁等腰椎损伤表现。若有以上任何一种表现，均不可搬动老年人，应立即拨打急救电话。

（3）询问和查看有无外伤、出血。若有，应立即止血、包扎，并送往医院救治。

（4）若以上情况均未发生，可协助老年人缓慢站起，确认无碍后再离开现场。

2. 无意识（或反应）老年人的急救方法

（1）若老年人无意识（或反应）、呼吸异常，应立即拨打急救电话，并实施心肺复苏。

（2）若老年人有外伤、出血，应立即止血、包扎，操作方法详见项目二。

急救便利贴

（1）尽量不要搬动老年人，若必须搬动，应保证平稳，并尽量让其身体纵轴呈一条直线。

（2）不要往抽搐老年人的口中塞入任何物体，以免堵塞气道引起窒息；不要硬掰抽搐的肢体，以防肌肉、骨骼损伤。

二、老年人坠床

坠床与跌倒一样，也会给老年人带来致伤、致残的可能，甚至危及生命。

（一）老年人坠床的发生原因

1. 生理因素

老年人部分肢体存在活动功能障碍和有坠床史等。

2. 精神因素

老年人存在谵妄、恐惧和躁动等表现。

3. 疾病因素

老年人患有心脑血管疾病、癫痫和帕金森病等。

4. 环境因素

老年人的床或平车未加装护栏，或未采用固定措施等。

急救知识窗

老年人坠床的安全防护措施

1．加强巡视和陪护

对有坠床风险的老年人应加强巡视和观察；当卧床老年人出现躁动或癫痫发作时，应安排专人陪护。

2．改善居室环境

老年人的床不宜太矮，床垫不宜过软（若为充气床垫，则不宜充气太足）；床边应配扶手和声控感应地灯。

3．减少疾病和药物影响

老年人常患有心脑血管疾病和神经系统疾病等，加之平衡感减退，起床的时候容易出现直立性低血压而晕倒，因此家政服务员应积极安排老年人治疗相关疾病，避免老年人睡前服用影响视力和平衡感的药物，并叮嘱老年人起床的时候缓慢改变体位。

4．采取保护性约束措施

对常年卧床合并精神疾病的老年人，可采取适当的保护性约束措施，如使用床挡，必要时可经老年人及其家属同意后使用约束带等。需要注意的是，约束带只能短时间使用，使用时要保证松紧适宜、肢体处于功能位，且要随时观察约束带使用部位的皮肤颜色和肢体活动情况。常用的固定部位有肩部、膝部、手腕和脚踝等。

（二）老年人坠床的急救方法

（1）及时给予老年人心理安抚，并嘱老年人不要着急站起。

（2）判断老年人意识是否清晰，检查有无外伤、骨折等情况。后续急救方法参考老年人跌倒的急救方法。

三、老年人走失

老年人走失是指老年人在日常生活中不能确认自己的位置，不能找到目的地或起始地点，而迷途不返或下落不明。走失后，老年人常常会发生受伤、受凉、交通事故或淹溺等事件，给老年人安全带来严重的风险。

（一）老年人走失的发生原因

1. 自身因素

（1）认知障碍：老年人患有阿尔茨海默病或其他形式的认知障碍，可能会导致记忆丧失、方向感丧失，从而容易走失，如图 5-1 所示。

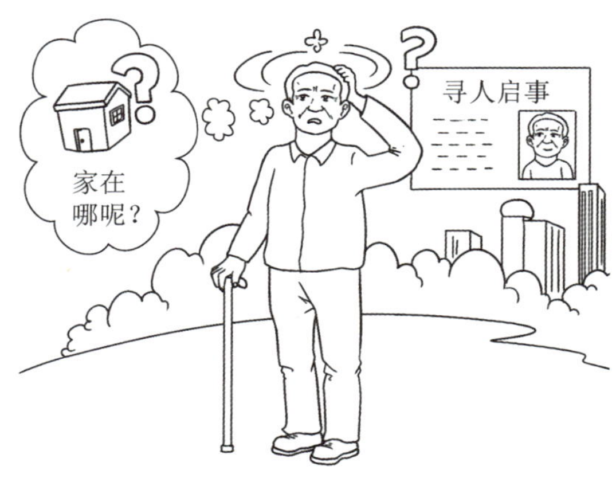

图 5-1　老年人因认知障碍而走失

（2）行动障碍：由于身体机能退化，老年人的行动能力下降，这可能会导致他们在外出时无法及时返回。

（3）心理问题：老年人可能会因孤独、抑郁等心理问题而产生外出走动的冲动，容易走远、走失。

2. 环境因素

（1）居住环境：居家老年人独自外出走失，多与居住环境复杂、人流集中和周边路况复杂等有关。有案例研究表明，老年人易在交通复杂的环境中走失，出口多、周围有公交站或火车站的地方是常见的走失地点。

（2）时间、天气因素：有报道指出，大多数老年人走失发生在早餐前及晚餐后至睡觉前。天气对老年人走失的发生频率和生存率也有影响，天气温暖会使走失的发生率增加，而天气寒冷能导致较高的走失死亡率。

3. 管理因素

看护人力不够和安全管理不到位（如未锁门、门窗等设施损坏）等因素，均会给老年人创造走失的机会。

急救知识窗

老年人走失的预防措施

1．提升环境的安全性

（1）对老年人的住所进行适当改造，如安装安全门锁等，防止失智老年人擅自外出。

（2）利用各种技术手段，如安装视频监控和电子围栏等，实时监控老年人的活动范围和状态。

2．加强对老年人的看护

一旦发现老年人有走失风险，要安排专人陪护，尤其在老年人参加社会活动时，更应加强看护。此外，尽量保持老年人尤其是失智老年人的居住场所稳定，避免频繁更换。必须更换时，家政服务员应加强看护，防范走失。

3．做好应急措施

（1）制定详细的应急预案，明确老年人走失后如何迅速采取行动，包括搜寻队伍、搜寻方法和搜寻范围等。

（2）为老年人配备定位手环或智能手机，以便在他们走失时能迅速找到他们的位置。

（3）确保老年人随身携带包含老年人基本信息、紧急联系人电话及其他重要信息的卡片。此外，应保证老年人的信息卡不易脱落，如将卡片缝制在老年人衣服上等。

4．加强认知能力训练

鼓励老年人参与社交活动、记忆力训练和康乐活动（通过语言交流、肢体活动等形式开展的各类活动），以延缓其认知能力的退化。

（二）老年人走失的应急处理措施

当老年人走失时，采取及时、有效的应急处理措施非常重要。

1．迅速反应

一旦发现老年人走失，家政服务员应立即上报相关负责人，切忌等待，寄希望于老年人自己回来。

2．锁定范围和方向

通过查看周边监控设备和老年人随身携带的定位设备等，掌握老年人的行动轨迹，确定其最后出现的时间、地点和目击人，推断其可能的活动范围和去向。

3. 建立紧急搜寻网络

迅速成立家庭内部应急小分队，同时积极寻求第三方的支持，如社区派出所、专业救援队伍、志愿服务组织、老年人的邻居等，为大家提供老年人的体貌特征、穿着、健康状况和可能的去向等信息，组织大家在老年人可能出现的地方展开寻找。在寻找过程中，各方应保持联系，确保所有参与者获得的信息一致。

4. 发布寻人信息

可在社区公告栏、超市和公交站等人流量大的地方张贴寻人启事，提供老年人的照片和联系方式，也可在互联网上发布寻人信息。

5. 给予心理和医疗支持

找回老年人后，应立即让其卧床休息，安抚其情绪。同时，应立即对老年人的身体做全面检查，注意有无外伤，并实施对症处理。

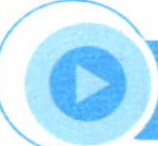

急救家政通

深化养老服务改革，增进老年民生福祉

深化养老服务改革发展是实施积极应对人口老龄化国家战略的迫切要求，是保障和改善民生的重要任务。为加快建设适合中国国情的养老服务体系，让全体老年人安享幸福晚年，国家印发了《中共中央　国务院关于深化养老服务改革发展的意见》（以下简称《意见》）。

“民有所呼，政有所应。”针对老年人关切的养老热点问题，《意见》作出相应制度安排。从健全家庭养老支持政策，到开展老年人家庭成员照护技能培训；从鼓励社区和家政、互联网平台企业等上门提供老年助餐、助浴、助洁、助行、助医、助急等多样化服务，到推进家庭适老化改造，都奔着难题痛点去，精准回应社会关切的热点问题，让老年人居家养老更安心、更舒心。

为响应号召，部分地区致力于完善居家养老和社区养老服务体系，努力推进以“床边有照护、桌边有食惠、身边有帮扶、周边有布点、手边有响应”为目标的“五边形”养老服务模式。例如，山东推动构建一体化健康养老服务体系，在部分县（市、区）积极开展养老床位、医疗床位、家庭养老床位、家庭病床、安宁疗护床位“五床联动”试点；重庆不断健全养老服务设施布局，推动构建“一刻钟”养老服务圈，尽心服务老年人。相信随着养老服务体系的不断完善，养老服务质量的不断提高，老年人的养老环

境将更为顺心、晚年生活将更有尊严。

资料来源：秦川，《央广时评：完善床边、身边服务，让老人家居家养老更安心》，央广网，2025 年 1 月 12 日，有改动

任务实施

结合本任务所学知识，根据表 5-3 完成任务实施。

表 5-3　任务实施活动表

类别	任务描述
理论回顾	回顾老年人跌倒和坠床的发生原因和急救方法，老年人走失的发生原因和应急处理措施
模拟操作	（1）学生自由分组，每组 6～8 人 （2）根据任务导入的情景，组员扮演家政服务员小赵和李奶奶进行情景模拟 （3）情景模拟的内容至少包括以下方面：① 小赵评估、判断李奶奶的伤情；② 小赵采取正确的急救方法对李奶奶施救 （4）其余组员仔细观看，并提出点评意见
思考总结	根据点评意见，总结模拟操作的不足之处，并做出改正
	总结本任务学习中遇到的难题及其解决方法
	总结本任务的学习收获与感受

项目检测

一、填空题

1．以腋下温度为准，体温在________℃为中热，在________℃为高热。

2．发热全过程分为体温上升期、________和________。

3．热性惊厥患儿的主要表现为意识突然丧失、肌肉强直或痉挛、________、________、________和口周青紫等。

4．________是老年人创伤性骨折的首要原因。

二、单选题

1. 体温上升期的主要表现不包括（　　）。

A. 疲乏无力　　B. 干燥无汗

C. 皮肤苍白　　D. 大量出汗

2. 下列关于热性惊厥急救方法的表述，错误的是（　　）。

A. 为患儿取平卧位，头偏向一侧

B. 解开患儿的衣扣、衣领和裤带，保持患儿气道通畅

C. 掐人中以刺激患儿苏醒

D. 若发作时间超过 5 min，应立即拨打急救电话或将患儿送至附近医院

3. 老年人跌倒的外部因素不包括（　　）。

A. 穿底部不防滑、跟较高的鞋　　B. 室内照明充足

C. 穿不合身的衣裤　　D. 家具过高、过低或摆放不合适

4. 下列关于老年人走失的应急处理措施的表述，错误的是（　　）。

A. 一旦发现老年人走失，应在原地等待老年人自己回来

B. 为搜寻人提供老年人的体貌特征、穿着、健康状况、可能的去向等信息

C. 可在社区公告栏、超市、公交站等人流量大的地方张贴寻人启事

D. 找回老年人后，应对老年人的身体做全面检查

三、简答题

1. 简述儿童发热的急救方法。
2. 简述老年人跌倒的急救方法。

项目学习成果评价

结合自身的学习情况，按照表 5-4 中的评价标准对本项目的学习成果进行自评，并请任课教师进行评价。

表 5-4　项目学习成果评价表

<table>
<tr><td>班级</td><td></td><td>组号</td><td></td><td>日期</td><td></td></tr>
<tr><td>姓名</td><td></td><td>学号</td><td></td><td>任课教师</td><td></td></tr>
<tr><td>项目名称</td><td colspan="5">因人制宜，精准施救——特殊人群常见急救技术</td></tr>
<tr><td rowspan="2">评价项目</td><td rowspan="2" colspan="2">评价标准</td><td rowspan="2">分值</td><td colspan="2">评分</td></tr>
<tr><td>自评分</td><td>师评分</td></tr>
<tr><td rowspan="4">知识</td><td colspan="2">掌握儿童发热和热性惊厥的急救方法</td><td>10</td><td></td><td></td></tr>
<tr><td colspan="2">掌握老年人跌倒和坠床的急救方法</td><td>10</td><td></td><td></td></tr>
<tr><td colspan="2">熟悉老年人走失的应急处理措施</td><td>10</td><td></td><td></td></tr>
<tr><td colspan="2">了解儿童发热和热性惊厥的发生原因和主要表现，以及老年人跌倒、坠床和走失的发生原因</td><td>10</td><td></td><td></td></tr>
<tr><td rowspan="2">技能</td><td colspan="2">能够快速识别儿童和老年人的常见危急情况</td><td>20</td><td></td><td></td></tr>
<tr><td colspan="2">能够迅速对儿童和老年人的特殊危急情况精准施救</td><td>20</td><td></td><td></td></tr>
<tr><td rowspan="2">素质</td><td colspan="2">能够认识到在紧急情况下对特殊人群提供及时有效救助的重要性，增强自身的社会责任感</td><td>10</td><td></td><td></td></tr>
<tr><td colspan="2">在急救过程中，能够理解并关爱特殊人群，体现人道主义精神</td><td>10</td><td></td><td></td></tr>
<tr><td colspan="3">合计</td><td>100</td><td></td><td></td></tr>
<tr><td colspan="3">总分（自评分×40%＋师评分×60%）</td><td colspan="3"></td></tr>
<tr><td>自我评价</td><td colspan="5"></td></tr>
<tr><td>教师评价</td><td colspan="5"></td></tr>
</table>

参考文献

[1] 张立明．现场急救知识与技能［M］．北京：中国人口出版社，2022．

[2] 桂莉，金静芬．急危重症护理学［M］．5版．北京：人民卫生出版社，2022．

[3] 郭丽．家庭急救技术［M］．北京：北京理工大学出版社，2021．

[4] 金静芬．急救护理技术［M］．4版．北京：科学出版社，2021．

[5] 刘书函，王莉萍．老年安全照护［M］．上海：上海教育出版社，2023．

[6] 中国医学装备协会呼吸病学专委会吸入治疗与呼吸康复学组．稳定期慢性气道疾病吸入装置规范应用中国专家共识（2023版）[J]．中华结核和呼吸杂志，2023，46（11）：1055-1067．

[7] 中国老年保健协会第一目击者现场救护专业委员会．现场救护第一目击者行动专家共识［J］．实用休克杂志（中英文），2019，3（6）：359-372．